やさしい中医学シリーズ 1

ライフスタイルブック

川瀬 清（東京薬科大学名誉教授）監修
劉 伶（中医師）
劉 暁非（中医師）

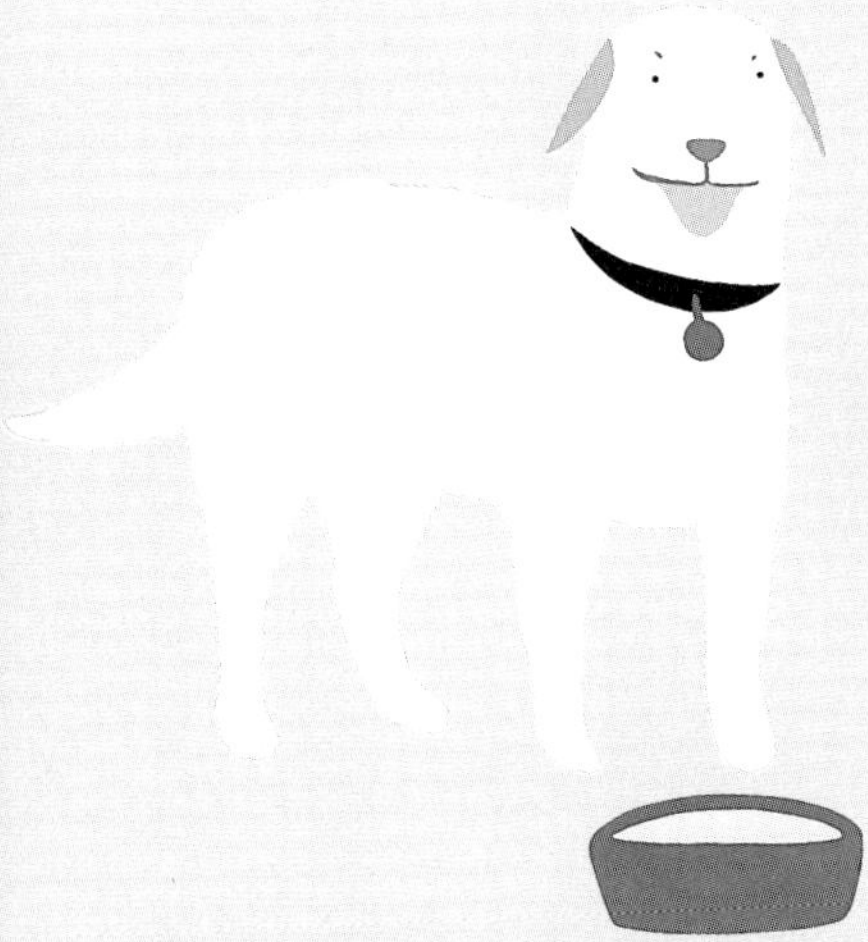

文芸社

やさしい中医学シリーズ1　ライフスタイルブック

ブックデザイン　守先　正
カバーイラスト　埜口　琴理

本文レイアウト　伊藤　明彦
本文イラスト　種田　瑞子

目次

やさしい中医学シリーズ1
ライフスタイルブック

Part 3 あなたの体質と賢い生活術

Part 4 キッチンファーマシー
~家族の健康は台所から

Part 5 お母さんのための中医学知恵袋

本書で使う用語について

本書では、従来日本で「漢方」と呼び習わされている中国の医学を「中医学」、そして本書で紹介する「漢方薬」を「中成薬」と表記し、それぞれの言葉の定義を以下のようにとらえています。

【中医学（ちゅういがく）】

中国の伝統医学。人体の持つ生命力を重視し、予防第一をモットーとする。病気の治療にあたっては、五臓六腑（ごぞうろっぷ）を中心とする理論によって原因を追求し、天然の生薬（しょうやく）を用いて根本治療を心がける。

【中成薬（ちゅうせいやく）】

中医学でよく用いられる処方が、使いやすい製剤になったものを中成薬と呼ぶ。錠剤、丸薬、粉末剤、顆粒剤、シロップ剤などがあり、優れた効力がある

Part 1

新しいライフスタイルを手に入れよう

東京薬科大学名誉教授　川瀬　清

●自分で自分を守る知恵
―だれでも身につけることができる中国の医学

●中医学を支える考え方
―からだ全体のバランスをととのえて健康維持をめざす

●中医学の治療
―理論と実践のバランスがしっかりとれた対処法

●中医学を日本の家庭に
―今日からはじめる新しい生活術

自分で自分を守る知恵
―だれでも身につけることができる中国の医学

自分の健康は自分で守れる

わが国は、気がついてみると世界一の長寿国になっており、女性の平均寿命においては90歳にも迫ろうとしています。

長生きできる時代を迎えたのはたいへん喜ばしいことですが、それとともに、日本人の死亡原因は、ガンや心臓病、脳卒中などの、いわゆる成人病が上位を占めるようになりました。

近年、成人病という言葉は「生活習慣病」という表現に改められましたが、これは、現在の医療情況の変化をよくあらわしています。

つまり、毎日毎日の生活習慣というのは自分自身の問題であって、これまでのように「病気のことはすべて医者まかせ」というわけにはいかなくなり、自分の健康は自分で守らなくてはならない時代になってきたからです。

なかでも、家庭における健康のお目付役は主婦です。お母さんは家族の一人ひとりに気を配って一家の健康を守っています。

そこで、いま、求められているのは、主婦をはじめとした一般の人々が自分で自分の健康を守るための、分かりやすい、系統立った家庭医学の知識です。

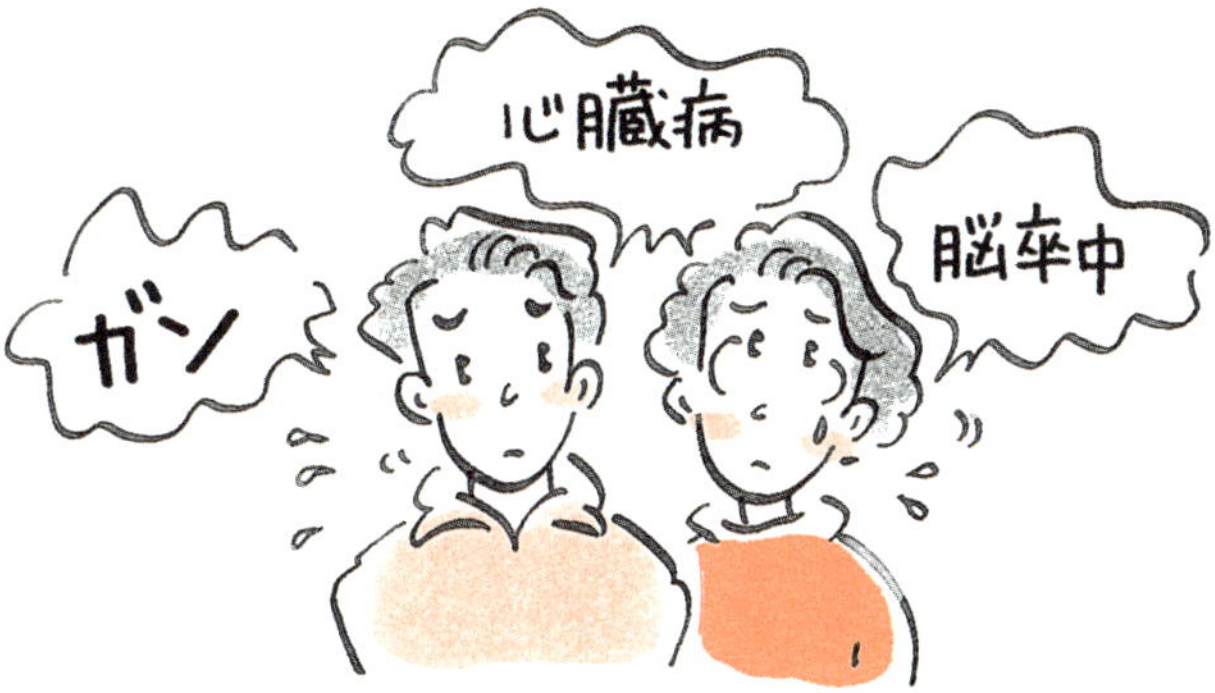

日本人の3大死亡原因は生活習慣病によるもの

書店に行けば、『家庭の医学』というような書籍も並んでおり、もちろんこうした書籍の役割も大切ですが、それらはほとんど西洋医学の立場で書かれていて、家庭の医学としてはかならずしも十分といえないのが現状です。

地球は丸いのですから、なにも医療の知識も西洋だけに限るのではなく、東洋の知識にも目を向ける必要があります。

なかでも、中国における伝統医学は、家庭の医学としてもっとも優れた医学といってもよいのではないかと思います。

家庭医学に適した中国の漢方《かんぽう》医学—中医学《ちゅういがく》

家庭医学の条件としては、ただ単にあれがよい、これが効くといったような断片的な知識ではなく、まとまりのあるしっかりとした知識が必要です。しかも、「分かりやすい」「効き目がある」「安全である」というきわめて厳しい注文がつきます。

この厳しい条件を見事に満たすのが、「中医学《ちゅういがく》」とよばれる中国の医学なのです。

昔から、中国には、先祖から代々受け継がれてきた家庭医学の知識が豊富にありました。そして、その伝承的な知識は、近年、中国において正式な医療として認められ、このためよく整備され、理論と実践のバランスがとれた医学として育っているのです。これが中医学です。

日本には、東洋系の医学をひとまとめにして「漢方」と呼んでいる伝承的な医学がありますが、これは、江戸時代に中医学をベースにして日本化が進んでつくられた日本独特のもので、治療に天産物である薬草や、ハリ灸などの物理的な方法を用いるということなどは共通していますが、中医学がもつ独特の考え方が簡略化されているため、現代の中医学とは別の医学体系となっています。

また、理論面が簡略化されていることで、逆に専門家の技術に頼るところが大きくなり、これが一般の人に、「漢方はむずかしいものだ」と印象づけてしまう原因となっているの

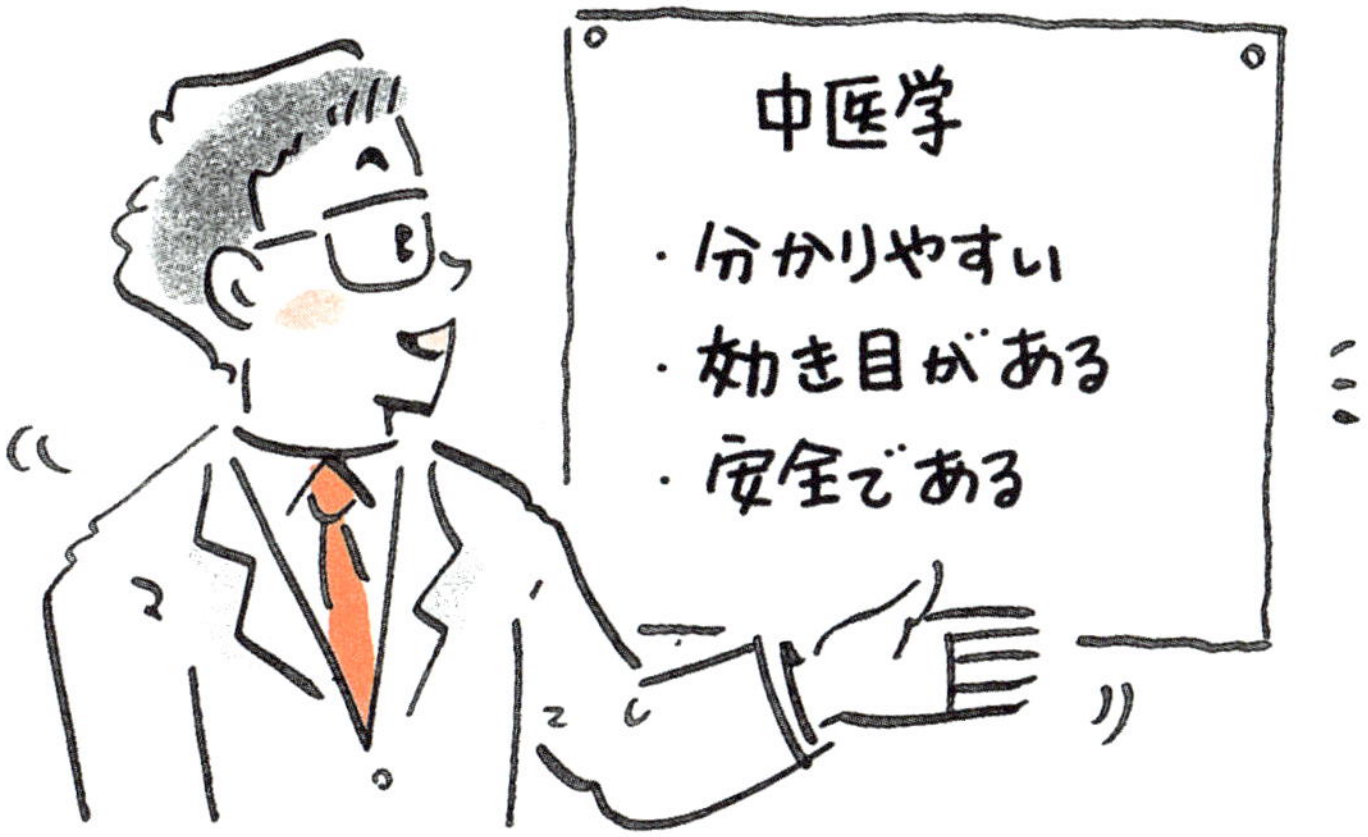
中医学
・分かりやすい
・効き目がある
・安全である

家庭医学の条件を見事に満たす中医学

です。

本書は、「中医学」の視点から書かれているのがポイントです。

中医学には、西洋医学にはない「病気の予防」というものを第一に考える思想があり、そのための生活改善や体質改善に努力してきた長い歴史があります。

その理論に従って一歩一歩学んでいき、実践していけば、だれもが自分で自分の健康を守る家庭医学の知恵を身につけることができます。

中医学を支える考え方
―からだ全体のバランスをととのえて健康維持をめざす

陰と陽の考え方

今から3000年ほど前の中国では、自然に対する精密な観察もはじまりました。そのなかで、「この世の中にあるすべての事物は、その中に対立する二面性をもつ」という自然への考え方が一般的に広まりました。

たとえば1つの山があるとします。その山には太陽の当たる明るい斜面があれば、その裏側にはかならず暗い斜面があるというように、そこに明・暗の対立をみてとるのです。また、1枚の紙には表面があって必ず裏面がありますし、人間の性には男と女だけで、第3の性はありません。

このように、1つのものに2面性をみる考え方を「陰陽説《いんようせつ》」といいます。

イメージ的に「陽」が良くて、「陰」が悪いようにとらえてしまうかもしれませんが、そうではありません。

これらは固定されたものではなく、流動的に変化し、また、互いに抑制しあっていて、どちらも重要な存在なのです。一方だけではバランスがとれないのです。

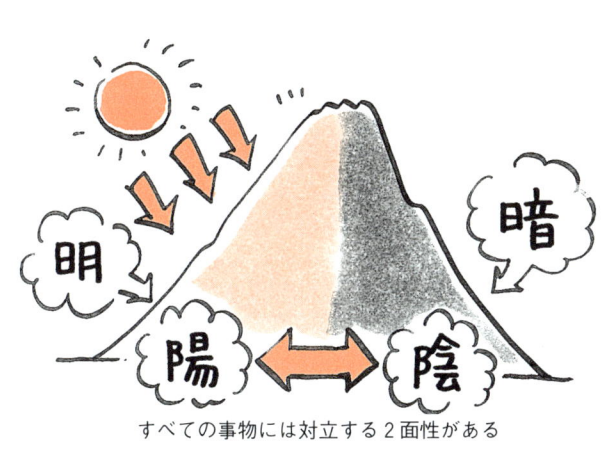

すべての事物には対立する２面性がある

陰陽説の例

陰		陽	<統一>
地	←→	天	空間
夜	←→	昼	一日
秋･冬	←→	春･夏	季節
女	←→	男	人間
寒	←→	熱	温度
重	←→	軽	重量
静止	←→	運動	運動状態

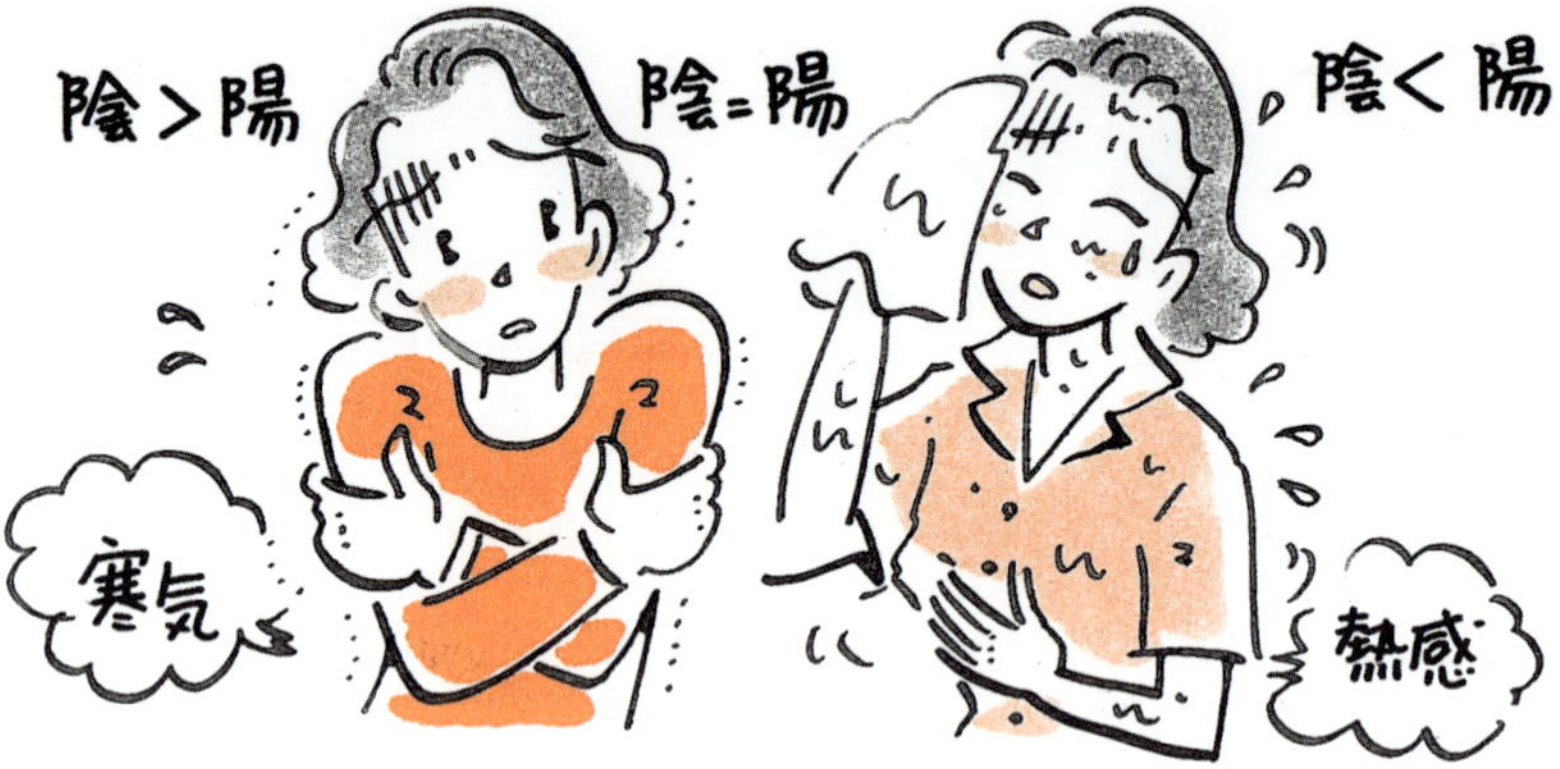

中医学は陰と陽のバランスを正常に保つことを目的とする

この考え方は、医学の面でも同じです。

たとえば「発熱」したときを考えてみましょう。発熱すると、西洋医学では体温が38度ある、39度ある、というように数値を重視し、解熱剤などを使い、熱を下げる処置をします。しかし、中医学《ちゅういがく》においては、患者さんが寒気を感じているのか、反対に熱っぽさで苦しんでいるのか、ということを区別してとらえることを大切にします。

つまり、寒気があるのなら、からだを温める「陽」のはたらきを活発にする処置をして、反対に熱感に苦しんでいるならからだを冷ます「陰」のはたらきを活発にするように処置するのです。したがって、熱があるからといって、寒気を感じている患者さんには、簡単に解熱剤などを使うことはしないのです。

このように、中医学では、陰と陽のバランスがくずれた状態を正常にもどすことを目的とするのです。

五臓と六腑の関係とはたらき

今から2500年ほど前に著されたとされている、現存する中国最古の医学書『黄帝内経《こうていだいけい》』には、当時の人々が考えていた内臓の知識が書かれています。その大半は今でも十分に通用するものであり、一部には、現代医学にはない貴重な知識も含まれています。

また、「肝《かん》は目と、腎《じん》は耳や骨と深いつながりがある」などといった記載は、西洋医学の肝臓と目、腎臓と骨の関係においても、近年になって証明されつつあります。

しかし、中医学でいう「肝」や「腎」というのは、西洋医学でいう肝臓、腎臓などの個別の臓器そのものだけをさしているのではありません。

たとえば、中医学でいう「肺《はい》」の機能には、呼吸機能の調整のはたらきがあるとしていますが、呼吸は鼻や口からだけでなく、皮膚でも皮膚呼吸をおこなっています。このことから、皮膚も肺の一部とみるのです。

つまり、生きている人間の各臓器はそれぞれ独立して存在しているのではなく、また、勝手に活動しているわけでもなく、互いに影響しあって一人の人間の生命体を支えているのだと考え、このようなことから、からだにいろいろと起こっている生理機能の単位をあらわす名称として内臓の名前がつけられているのです。

主なものが「五臓《ごぞう》」で、五臓には「肝《かん》」「心《しん》」「脾《ひ》」「肺《はい》」「腎《じん》」があります。

五臓六腑の関係

五臓		六腑
肝	⟷	胆
心	⟷	小腸
脾	⟷	胃
肺	⟷	大腸
腎	⟷	膀胱
		三焦

「六腑《ろっぷ》」というのは「胆《たん》」、「小腸」、「胃」、「大腸」、「膀胱《ぼうこう》」、「三焦《さんしょう》」のことをいい、五臓と六腑は、それぞれ肝と胆、心と小腸、脾と胃、肺と大腸、腎と膀胱が対になって機能しているとしています。

なお、三焦は特別な内臓で、体内の水分のめぐりをコントロールして調和をはかる作用があるとされていますが、中医学の薬物療法では五臓五腑をととのえることによって三焦腑のはたらきがまかなえるので、おおむね治療は五臓五腑でおこないます。

五臓のはたらきは、つぎのようなものがあります。

「肝」……血液をたくわえ流れをコントロールする、新陳代謝をコントロールする、目と筋腱《きんけん》、爪を養う、情緒を安定させる、など。

「心」……大脳のはたらきをコントロールする、心臓血管の血流をコントロールする、睡眠をコントロールする、など。

「脾」……消化吸収をコントロールする、筋肉を形成する、血管を保護する、味覚をコントロールする、など。

「肺」……呼吸機能（皮膚を含む）をコントロールする、嗅覚をコントロールする、体

五臓のはたらき

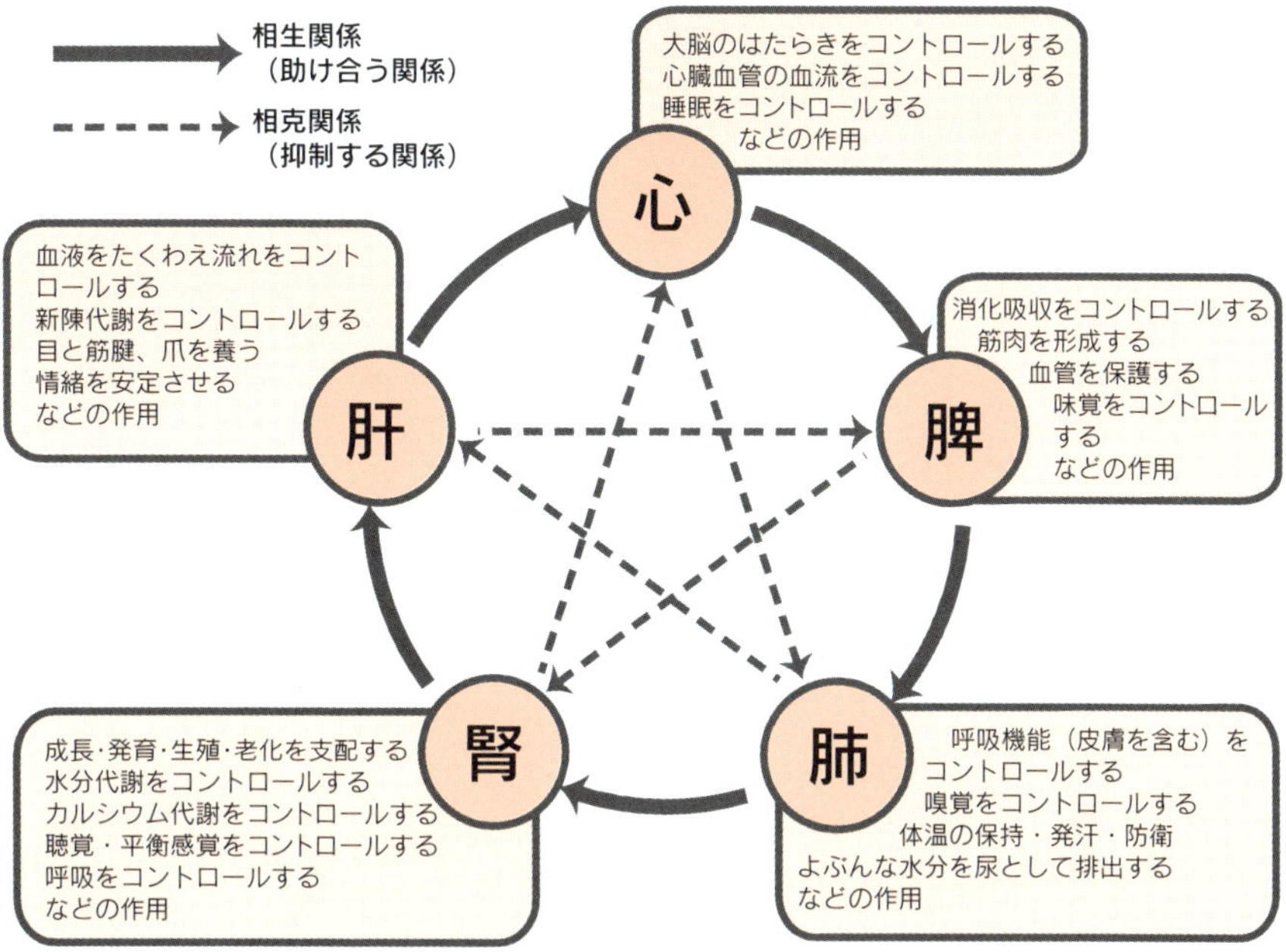

温の保持・発汗・防衛、よぶんな水分を尿として排出する、など。

「腎」……成長・発育・生殖・老化を支配する、水分代謝をコントロールする、カルシウム代謝をコントロールする、聴覚・平衡感覚をコントロールする、呼吸をコントロールする、など。

なお、本書でいう各内臓は、特に断わりがない場合、中医学でいう五臓六腑による名称をさします。

人のからだを支える3つの成分、気《き》・血《けつ》・津液《しんえき》

中医学では、人のからだは「気《き》」「血《けつ》」「津液《しんえき》」の3つの成分からなっているとします。この中医学独特の考え方を順番に説明していきましょう。

気

気という言葉は、実に広い意味をもっていて、私たちも日常的に使っています。たとえば気体をあらわすときは「空気」「蒸気」など。気分をあらわすときには「活気」「やる気」「陰気」などです。また、目に見えないエネルギーを「電気」「磁気」「霊気」「殺気」などとあらわします。

中医学では、この「気」をとても重要なものとしてとらえています。気は目には見えませんが、血液の流れをよくしたり、内臓をしっかりはたらかせたりして、人が生きるために必要な活動や運動を支えるエネルギー源だと考えています。

このようなことから、気は「機能」の意味をもつようになっていて、たとえば、胃の消化吸収の機能を「胃気《いき》」といいます。

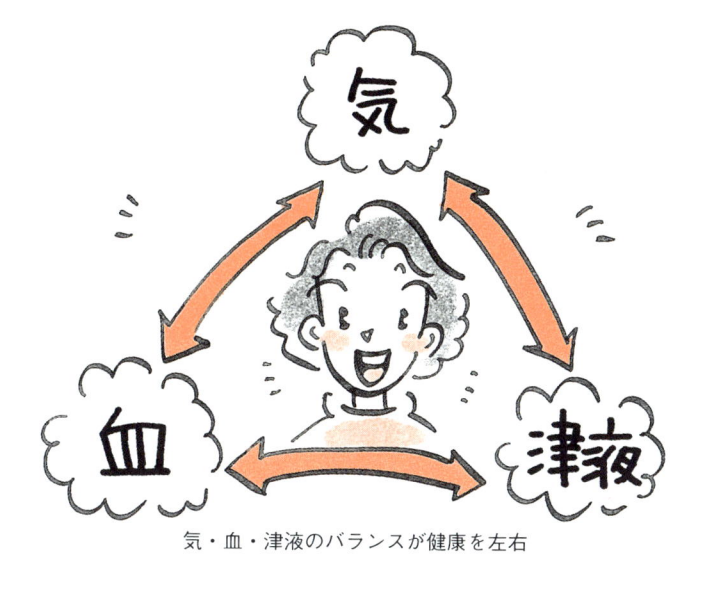

気・血・津液のバランスが健康を左右

血

血は、狭い意味では血液のことをいいますが、広い意味では、からだに栄養を与える物質のことをさします。

また、気が「機能」を示すのに対して、血は「器質《きしつ》」（肉体や組織）を示すこともあります。

「気は血の帥《すい》、血は気の母」とか「気血同源《どうげん》」ともいわれ、健康は、気・血の調和により保たれていて、両者は表裏一体となってからだの中をめぐっているのだと考えます。

津液

津液は体内の水分のことです。細胞の中の水分、血液中の水分、胃液、涙、唾液など、体液にあたるものです。人のからだには60％もの水分が含まれていて、健康を大きく左右しています。この水分によって人のからだは潤い、生命が営まれているのです。

気・血・津液のトラブル

気・血・津液のバランスがくずれると、さまざまなトラブルがあらわれます。気が不足すると、疲れやすくなり、風邪もひきやすくなります。また、血液の流れも悪くなります。これを「気虚《ききょ》」といいます。

気の流れが悪くなったり、停滞すると、内臓の機能も停滞し、筋肉や腱が張った感じになり、イライラして怒りっぽくなったりします。これを「気滞《きたい》」といいます。

また、血の不足は、貧血の傾向となってあらわれます。顔色が悪くなり、口唇や舌の色も白っぽくなります。また、めまいや立ちくらみ、肌荒れ、不眠症、少しの運動で心臓がドキドキするなどの症状もあらわれます。これを「血虚《けっきょ》」といいます。

血の流れが滞ると、血液がドロドロになり、血管が詰まるようになります。肩こりや頭痛、痔《じ》、ひどいものでは狭心症《きょうしんしょう》や心筋梗塞《しんきんこうそく》、脳梗塞などをひき起こします。女性では月経痛や生理不順、子宮筋腫《しきゅうきんしゅ》などの症状があらわれます。これを「瘀血《おけつ》」といいます。

気・血・津液のトラブル

エネルギー(気)が不足する	気虚（ききょ）
気のめぐりが悪くなる	気滞（きたい）
血が不足する	血虚（けっきょ）
血のめぐりが悪くなる	瘀血（おけつ）
からだの潤いが不足する	陰虚（いんきょ）
よぶんな水分がからだにたまる	痰湿（たんしつ）

急激に大汗をかいたりして津液が不足すると「津液不足」になって、脱水症状を起こすことがあります。

また、加齢や疲れなどによって体液が少なくなると、からだが乾燥して、口の中がカラカラになり舌の色は赤みを増し、舌の苔《こけ》が少なくなり、手足がほてったり、午後になると微熱が出るといった症状があらわれます。これを「陰虚《いんきょ》」といいます。

逆に津液が過剰になると、からだや顔が重くなり、むくみが出たり、痰《たん》、鼻汁、尿の量などがふえ、汗を多量にかいたり、湿疹が出てジクジクしたりするなどの症状があらわれます。これを「痰湿《たんしつ》」といいます。

このように、気・血・津液のバランスがくずれた状態を中医学では、さまざまな病気のもとになるものとみなし、そのバランスを正常にもどすことを目的とします。

なお、気・血・津液のトラブルの対処法はPart3で紹介していますので、ご参照ください。

中医学の治療
―理論と実践のバランスがしっかりとれた対処法

弁証論治《べんしょうろんち》

中医学《ちゅういがく》で治療するときの基本は「弁証論治《べんしょうろんち》」という方法です。

弁証というのは「証拠調べをして見立てを立てる」という意味があります。

つまり患者さんから得た情報を「四診《ししん》」によってさまざまな角度から分析して、それを総合的に見立てる過程のことです。

そして、その証拠調べをするときに長い中医学の歴史から得られた、さまざまな判定のための

四診

望診《ぼうしん》（目で見る）	顔色や舌の色、皮膚や髪のツヤなどを見る
聞診《ぶんしん》（耳で聞く）	患者のいう体調や症状について聞く
問診《もんしん》（症状について質問する）	体調や症状について患者に質問する
切診《せっしん》（手で触る）	手首の脈やお腹を触って血液や血管の状態や内臓の状態を調べる

「ものさし」を用います。

なかでも五臓六腑《ごぞうろっぷ》理論に蓄積された知識を最大限に評価し、活用しているのです。

一方、論治のほうは、その証拠調べによって得られた見立てに対応する治療法を考え、薬を選んで処方をつくったり、また、ハリ灸の場合はツボの確定に至るまでの過程をいいます。

生薬《しょうやく》と中成薬《ちゅうせいやく》

中医学で使う薬は、天産物である「生薬《しょうやく》」です。弁証によって患者さんから得た情報を基に、生薬を組み合わせて薬を処方していくのです。

この生薬を組み合わせてつくられる処方薬で、頻繁に用いられる一部のものは製剤化されていて、これは「中成薬《ちゅうせいやく》」と呼ばれます。

耳慣れない言葉だと思いますが、日本で「漢方薬《かんぽうやく》」といわれるものは、この中成薬にあたるものもあり、日本でも手に入れることができます。

たとえば、風邪などの症状によく使われる代表的な「銀翹散《ぎんぎょうさん》」という中成薬は、金銀花《きんぎんか》、連翹《れんぎょう》、竹葉《ちくよう》、薄荷《はっか》、牛蒡子《ごぼうし》などといった生薬を配合してつくられるもので、日本では「天津《てんしん》感冒片《かんぼうへん》」という名前で市販されています。

中医学を日本の家庭に
―今日からはじめる新しい生活術

薬食同源《やくしょくどうげん》と食養生《しょくようじょう》

中医学《ちゅういがく》は、もともと民間の医療経験に根ざしています。実際に用いられている知識は古いものでは3000年以上、新しいもので数百年にわたる歴史の淘汰《とうた》に耐えてきたもので、まさに真実のかたまりから成っているといっても、いいすぎではありません。

経験というものは、まずは身近な物事からはじまります。中医学においても、はじまりは毎日の食事や運動であったことはまちがいありません。

「薬食同源《やくしょくどうげん》」という言葉がありますが、中医学では、薬と食べものの間に明確な線引きがありません。つまり、ごく身近にある食材でも、それは重要な薬の材料（生薬《しょうやく》）でもあるのです。たとえば、ヤマイモや生姜《しょうが》、紫蘇《しそ》、ネギ、ナツメなどがそうです。

また、食材にはそれぞれ「性《せい》」（寒性《かんせい》、熱性《ねっせい》など）と「味《み》」（甘い、辛い、苦いなど）が

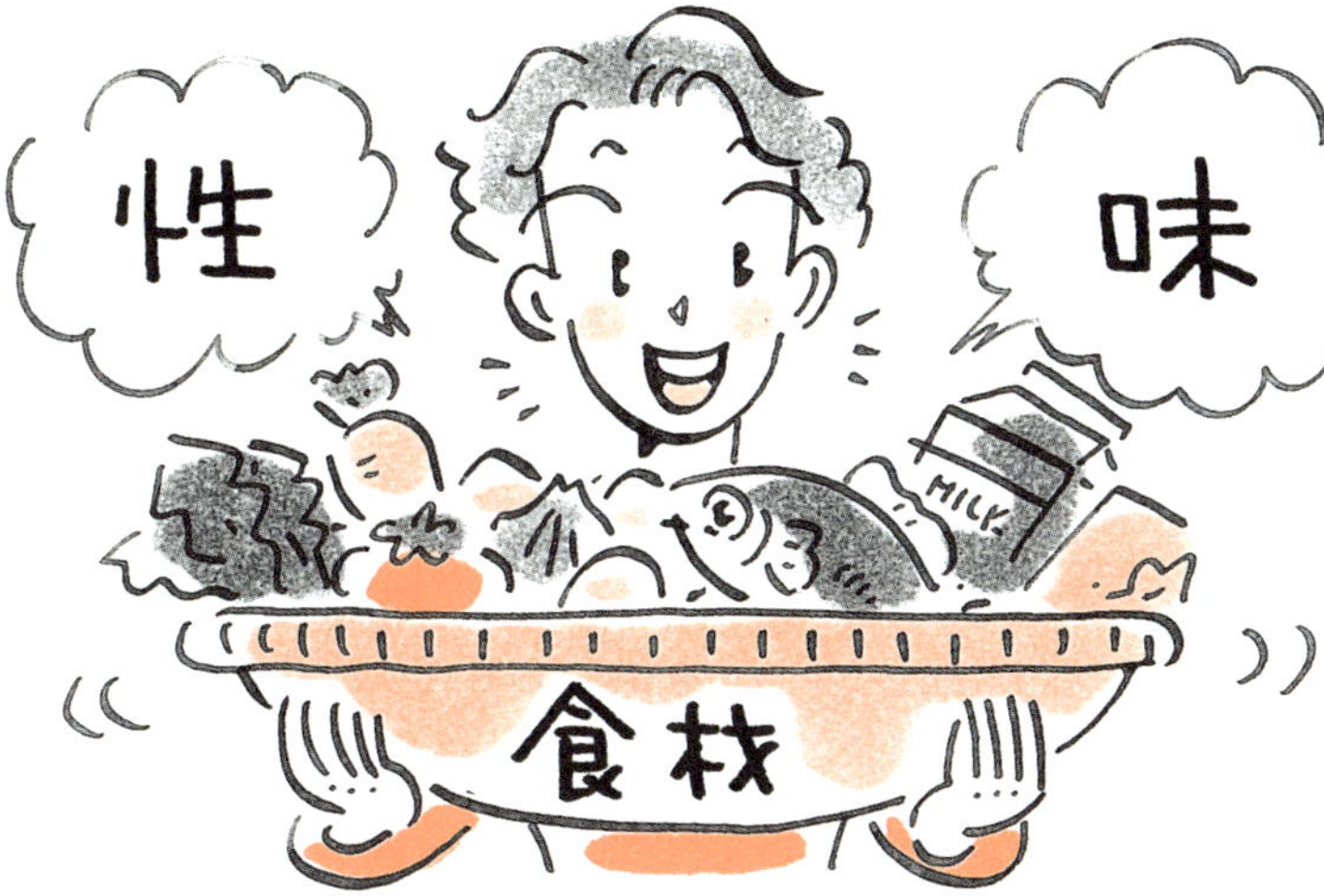

食材にはそれぞれ「性」と「味」がある

あるとしています。からだが熱い場合はからだを冷ましてくれる「寒性」の食べものをとるようにし、反対に冷えがある場合はからだを温めてくれる「熱性」の食べものをとるようにするのです。

このように、食べものや食べ方によってからだのバランスを保ち、健康を維持しようとすることを中医学では「食養《しょくよう》生《じょう》」といいます。

中国では、薬食同源の考え方による食養生の知識が家庭によく根づいていて、主婦をはじめとして、一般の人々が家庭で健康管理をおこなっているのです。

あなた自身も、これからは、一つひとつの食材について、薬食同源の考え方から食生活を見直してみてはいかがでしょうか。きっとこれまでとはちがった新しい発見があることでしょう。

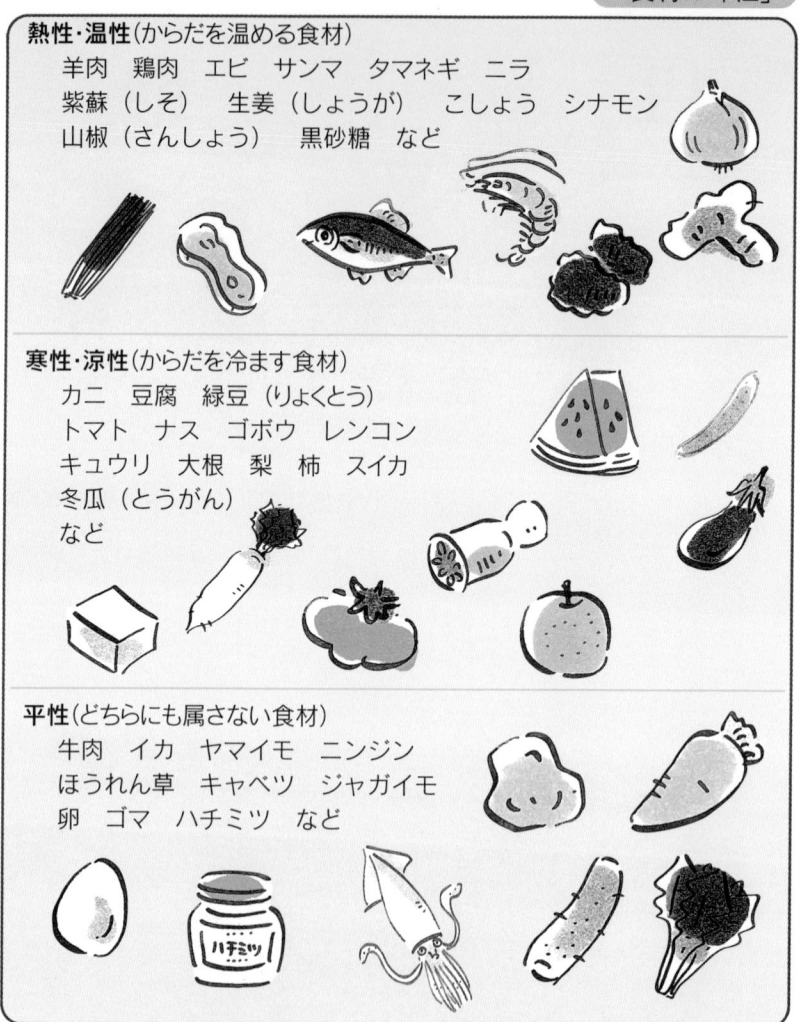

熱性・温性(からだを温める食材)

羊肉　鶏肉　エビ　サンマ　タマネギ　ニラ
紫蘇(しそ)　生姜(しょうが)　こしょう　シナモン
山椒(さんしょう)　黒砂糖　など

寒性・涼性(からだを冷ます食材)

カニ　豆腐　緑豆(りょくとう)
トマト　ナス　ゴボウ　レンコン
キュウリ　大根　梨　柿　スイカ
冬瓜(とうがん)
など

平性(どちらにも属さない食材)

牛肉　イカ　ヤマイモ　ニンジン
ほうれん草　キャベツ　ジャガイモ
卵　ゴマ　ハチミツ　など

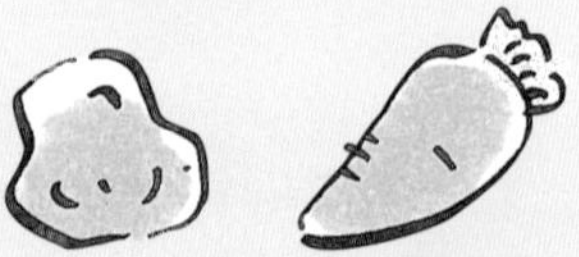

中医学を家庭での常識に！

食卓といえば、やはりお母さんの力が一番発揮される場にちがいありません。健康を維持するには毎日の食事が大切であることは、生活習慣病による死亡原因が上位を占めている現在の情況をみれば、よくお分かりいただけるかと思います。

食事が大切だといっても、かならず薬草などの生薬を使わなくてはいけないということではありません。和食はそれ自体がたいへん優れた「薬膳料理」ですし、魚や野菜、大豆などが多い食事はバランスがよく、生活習慣病の予防にも大いに役立っています。

また、一家の健康の見張り役もやはりお母さんです。

たとえば、一家のだれかが風邪をひいたときのことを考えてみましょう。これまでは、すぐかかりつけのお医者さんなどに行くという人も多かったと思いますが、小さな子どもやお年寄りにも抗生物質が出されることが多く、最近ではこうした薬の使い方に疑問をもつ人も増えてきました。

風邪のほとんどはウイルスが原因なのです。それにもかかわらずウイルスには効果のない抗生物質がすぐ使われるということに不安を感じるのはむしろ当然のことで、家庭でいま、自衛策が求められています。

中医学には、風邪には、たとえば「天津感冒片《てんしんかんぼうへん》」や「葛根湯《かっこんとう》」などの中成薬《ちゅうせいやく》が用意されています。これらを症状、体質によって正しく使い分けることのできる、分かりやすい知識も用意されています。この使い方を一度覚えれば、風邪のほとんどは予防され、またかかっても素早く治すことができるのです。

この心強い味方は、長い長い中医学の歴史の贈りものであり、人々に等しく与えられている恩恵なのです。

本書ではこれから、一流の中医学の医師が、今日からすぐ実践できる中医学の利用術をやさしく紹介していきます。中医学のエッセンスを知り、毎日を元気に暮らすための知恵と工夫を身につけましょう。

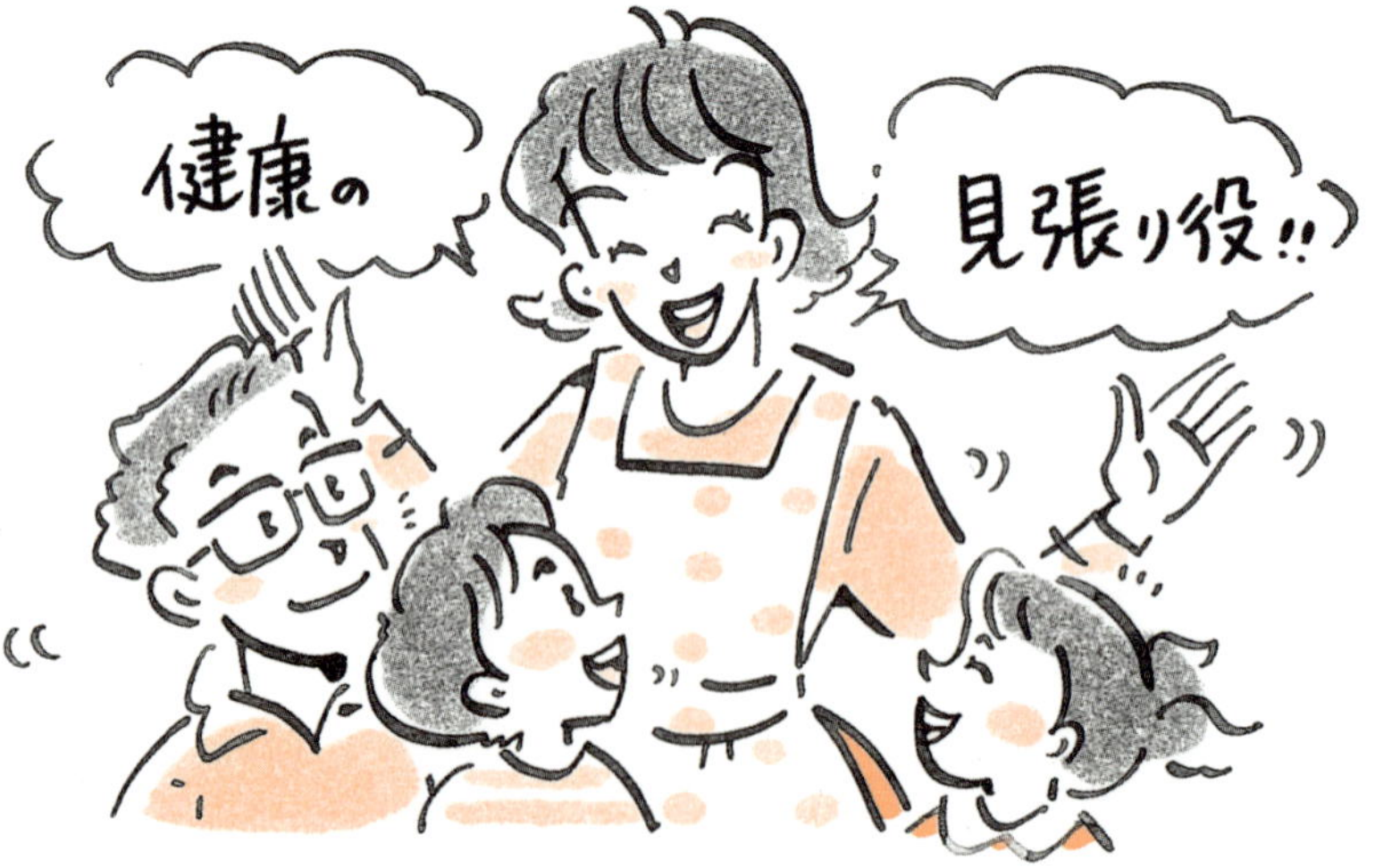

Part 2

毎日を元気に暮らすために

中医師　劉《りゅう》　伶《れい》

●毎日の暮らしに中医学の知恵を
●春の上手なすごし方
●梅雨時の上手なすごし方
●夏の上手なすごし方
●秋の上手なすごし方
●冬の上手なすごし方
◇季節別薬膳料理レシピ

毎日の暮らしに中医学の知恵を

**健康というものについて
あらためて考え、
自分の〝元気〟をみつけましょう。**

自分にとっての健康とは？

自分自身のからだについて、どのくらい理解していますか？　また、健康についてどんなふうに関心をもっていますか？

今の日本は健康指向が強くなっていて、あらゆるところで健康に関する情報が飛び交っています。

健康指向はもちろんいいことではあるのですが、一歩まちがうと、自分のからだには合わない健康法をつぎからつぎへとためしたり、病院や健康食品*

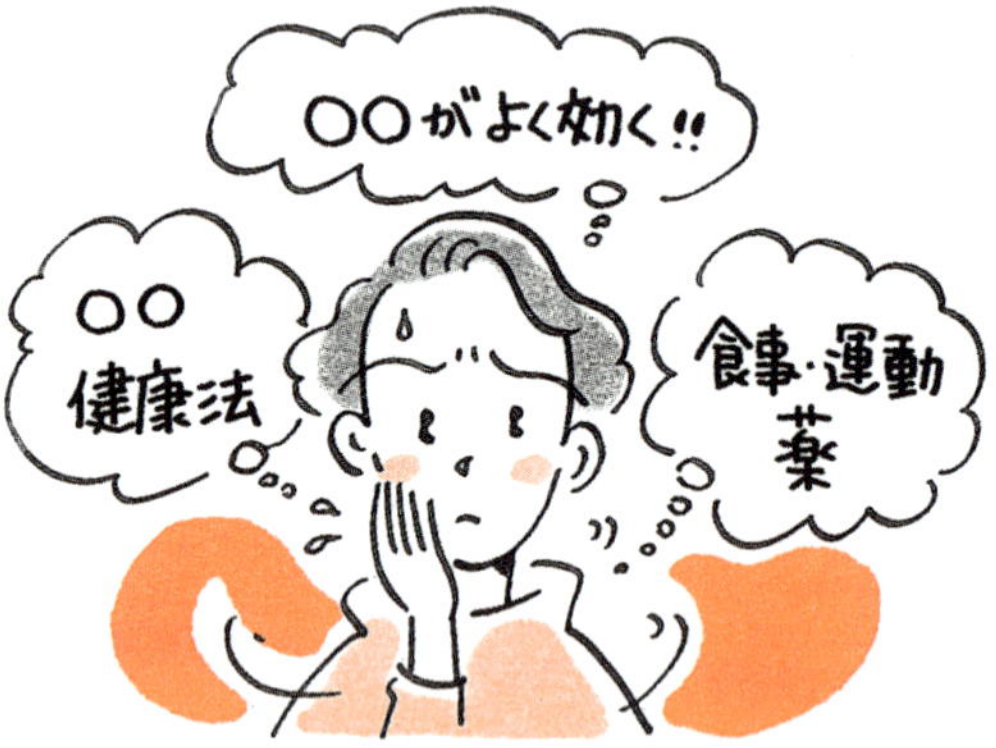

健康食品

不足しがちな栄養分を手軽に食べることができるということで、最近では、コンビニエンスストアや通信販売などで気軽に手に入るようになりました。

しかし、健康食品にたよりすぎると、ふだんの食事がおろそかになったり、逆に栄養過多になるなどの問題も生じています。

性別や年齢、季節などによって体質は変化していて、また、人によってからだに必要な栄養素はちがうので、健康食品は、そのときのからだの状態をよく知ったうえで、自分に合ったものをえらぶことが大切です。

をはじごする、ということにもなりかねません。

一度、皆さんにあらためて考えてほしいことがあります。健康とはいったいなんでしょうか。

出てくる答えは、たぶん百人百様でしょう。でも、それでよいのだと私は考えています。

健康は、その人の生活のベースになるものです。やりたい仕事をするためにも、楽しく育児生活を送るためにも、趣味の世界に生きるにも、健康というベースがなければ生活を充実させることができません。

その人が、その人らしく生きるために必要なものが「健康」なのだとするならば、その「あり方」も、おのずとちがってくるはずでしょう。

だから、健康というものを考えるときには、「毎日元気に飛びまわっているあの人にくらべて、私はなんてひ弱なんだろう」とか、「あの人があの健康法で元気になったから、私も」というふうに、他人とくらべないでほしいのです。

人は、それぞれちがった体質をもっているのです。あなたが元気になるためには、あなたなりのやり方が必要です。

では、自分の体質を知り、毎日元気に暮らすためのヒントを紹介していきましょう。

まずは、自然界とからだの関わりについてです。

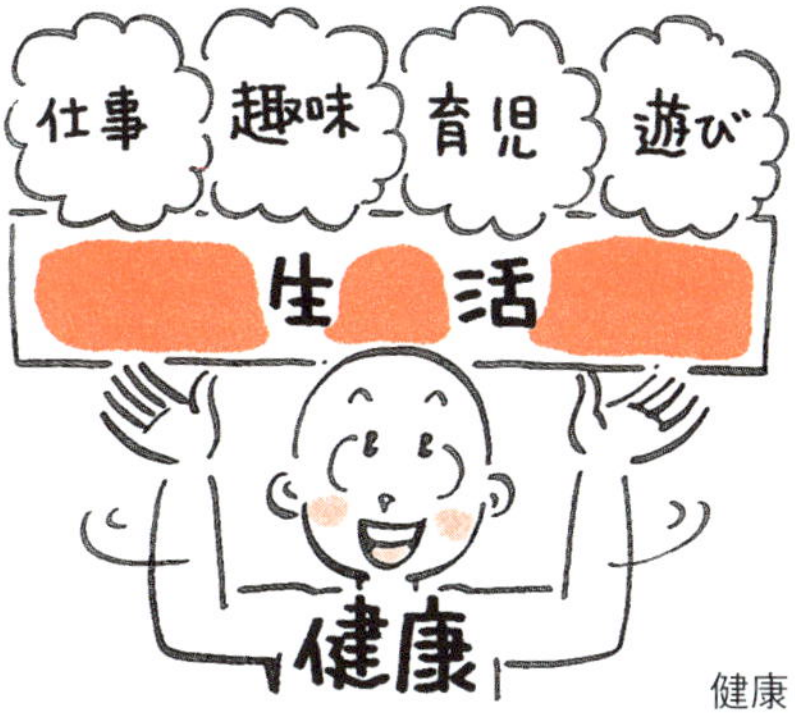

健康は生活のベース

苦手な季節と体質との関係

世の中には、「寒がりで冬は大嫌い」という人もいれば「暑い夏がなにより苦手」「梅雨になると毎年体調をくずす」という人もいます。

人のからだは、常に季節の変化や気候といった自然界の影響を受けています。そのため、どの季節が苦手か、あるいは体調をくずしやすいか、といったことは、自分の体質を知るいいめやすになります。

簡単にいうと、秋が苦手な人は、からだが乾燥している場合が多く、じめじめとした梅雨が苦手な人は、体内に*よぶんな水分が滞っていることが考えられます。

ただし、外界からの影響だけでなく、食習慣や服装などによっても体質は変化していきます。

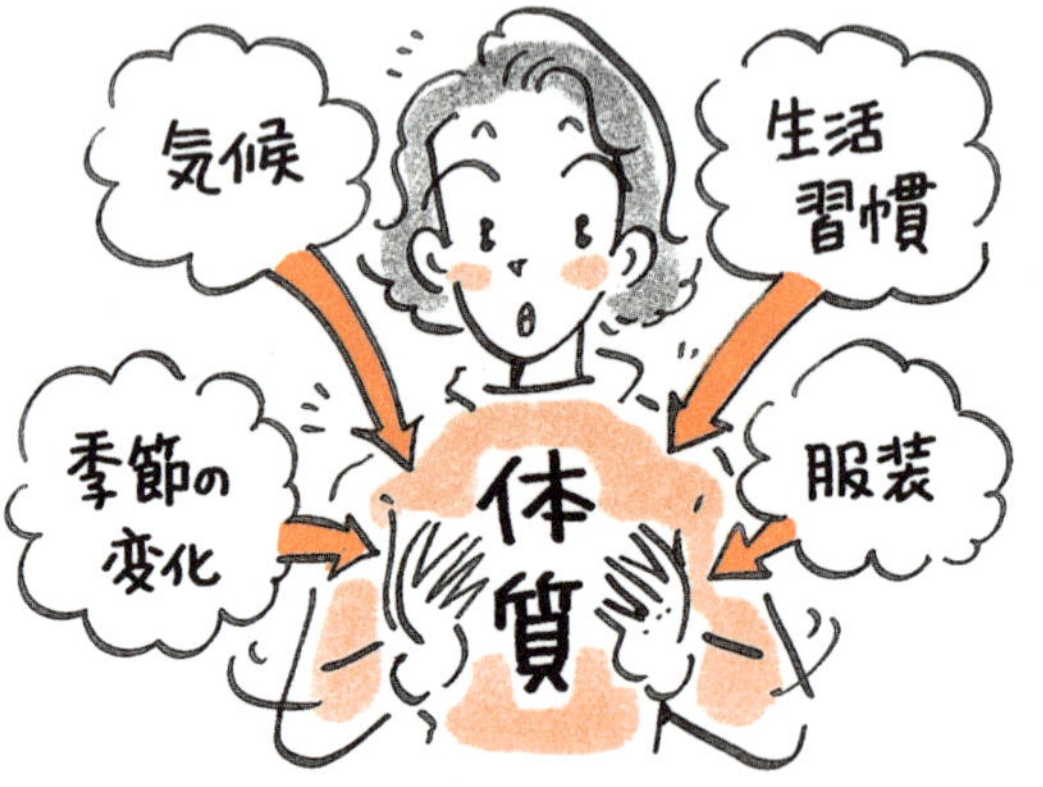

体質はさまざまな影響を受けて変化している

よぶんな水分

中医学では、病気の原因となる物質の性質を風、寒、暑、湿、燥、火の6つに分類し、このうち湿気の性質を帯びた病理物質を湿邪（しつじゃ）といいます。

からだのよぶんな水分ともいえる湿邪がたまると、全身が重くだるい、むくみ、食欲不振、吐き気、関節痛などの症状があらわれます。

たとえば、もともとからだを温める力が旺盛で、元気いっぱいだった人も、冷たい飲みのもや食べものばかりとるような生活を長年続けていたために冷え性になり、それが原因で生理痛や肩こりなどの症状があらわれることもあるのです。

　毎日を元気に暮らすためには、まずそれぞれの季節の特徴をよく知り、自分のからだに合った季節とのつき合い方をすることが大切です。

季節＋体質で食材をえらぶ

　みなさんは、毎日の献立を決めるとき、単に何が食べたいか、だけではなく、「昨日は肉をたくさん食べてしまったから、今日は野菜中心の献立にしよう」とか、「子どものおなかの調子があまりよくないから、油抜き料理に」などと、体調や栄養のバランスなどにも気をくばっていることと思います。

　中国の主婦たちも同じです。小さなころから、からだと頭にたたきこまれた伝統的な食生活の知恵に、現代栄養学の知識もとりいれて、自分自身や、家族の健康のための食事づくりをします。

　一番のポイントとなるのは、季節や気候に合わせた食べ方と、体質別の*食《しょく》養生法《ようじょうほう》を組み合わせて食材や料理法をえらぶことです。

　季節には、春―「肝《かん》」、梅雨―「脾《ひ》」、夏―「心《しん》」、秋―「肺《はい》」、冬―「腎《じん》」というように、それぞれ関連の深い*五臓

食養生法（しょくようじょうほう）

食物を使った養生法。養生とは、健康を維持し、病気を予防するという意味です。

　食物にはそれぞれの性質があり、料理法やつけ合わせの種類によって効果が異なるため、季節や性別、年齢などに合わせておこなう必要があります。

　また、病気の治療の場合は食療（しょくりょう）という方法がとられ、食物と薬を合わせて用いることもあります。（P26参照）

があります。そのため、その臓器が機能失調を起こさないように予防することが、季節の食養生法の目的のひとつといえます。そして、それぞれの季節の特徴を十分にわきまえて、そのリズムと呼応した食生活を送ることが大切です。

それでは、春夏秋冬のすごし方と食生活の実際を、具体的に紹介していきましょう。

各季節と関連が深い五臓

春	肝
梅雨	脾
夏	心
秋	肺
冬	腎

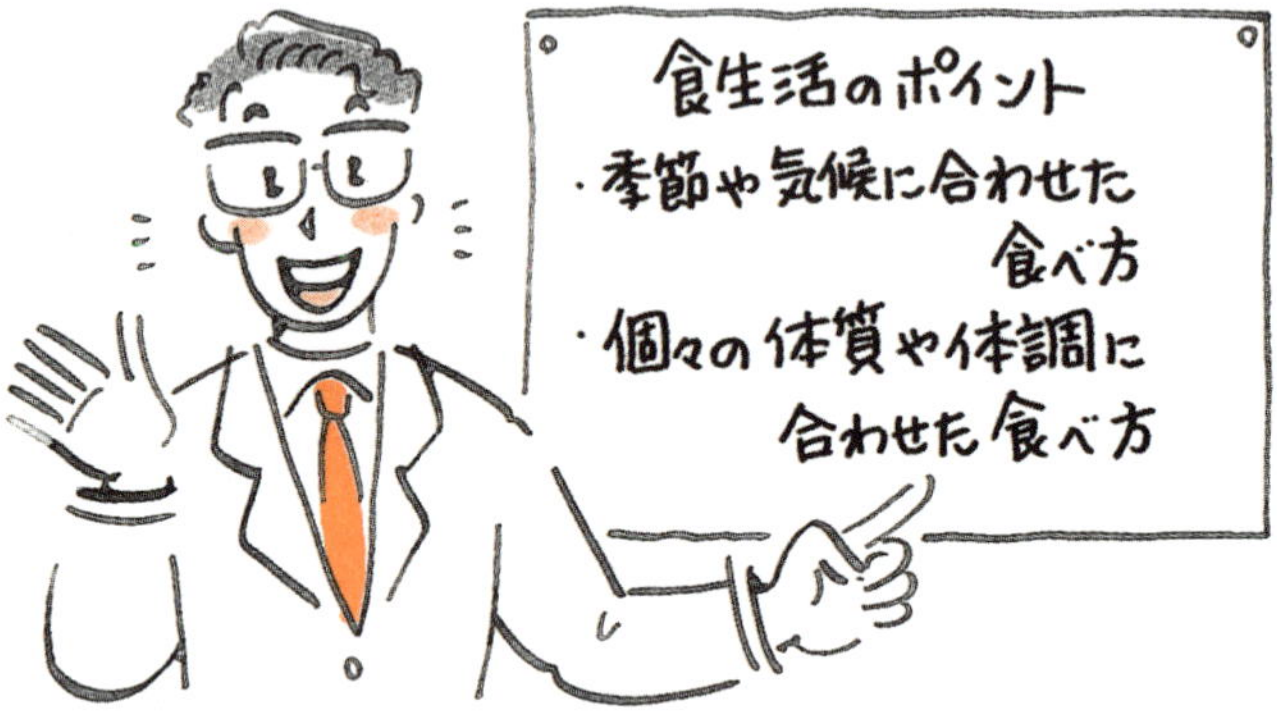

食生活のポイント
・季節や気候に合わせた食べ方
・個々の体質や体調に合わせた食べ方

五臓について

五臓とは、からだに必要な生理機能を肝、心(しん)、脾(ひ)、肺、腎の5つに分類したものの総称。

脾は消化吸収、肺は呼吸、心は血液循環と精神のはたらき、肝は血液を貯蔵し栄養物を循環させる、腎は成長・生殖・老化のエイジングをつかさどるなど、生理機能の営みをあらわす言葉として使われます。

なお、西洋医学でいう心臓、肺、肝臓、腎臓といった個別の臓器そのものだけをさしているのではありません。(P17参照)

春の上手なすごし方

春はエネルギーが活発になり、気持ちも浮き立つ季節。気血をしっかりと養い、ゆったりとすごすことを心がけましょう。

春は心もからだもオープンに

中医学《ちゅういがく》では、春は、「上にのぼり、外に発散する」という2つの特徴をもった季節だと考えています。

これは、春の風景を思い浮かべるとよく分かることだと思います。草木は芽吹き、上へ上へとどんどん伸びていこうとします。動物も冬眠から目覚めて外に這い出し、虫も土の中から顔を出します。

こうしたエネルギーが、人間に影響を与えないわけがありません。知らないうちに、からだの中でも「上にのぼり、外に発散する」という動きが起こっているのです。

冬に少しにぶくなっていた「気血《*きけつ》」のめぐりも徐々に活発になり、少し汗をかきやすくなったり、気持ちが浮き立ったりします。

健康を保つためには、季節のリズムに生活を合わせることがなにより大切です。心もからだもオープンにして、積極的に外に出かけるのが、春の正しいすごし方といえます。

気　体内を流れている生命活動のエネルギー源のこと。

体温やからだの生理機能を正常に保ち、外部から病気の原因となる物質の侵入を防いでいます。（P20参照）

血（けつ）　からだにたくわえられている栄養物のこと。西洋医学でいう血液と一致する面もあり、血は常に気と一緒にからだの中をめぐり、五臓やその他の組織に栄養を与えています。（P20参照）

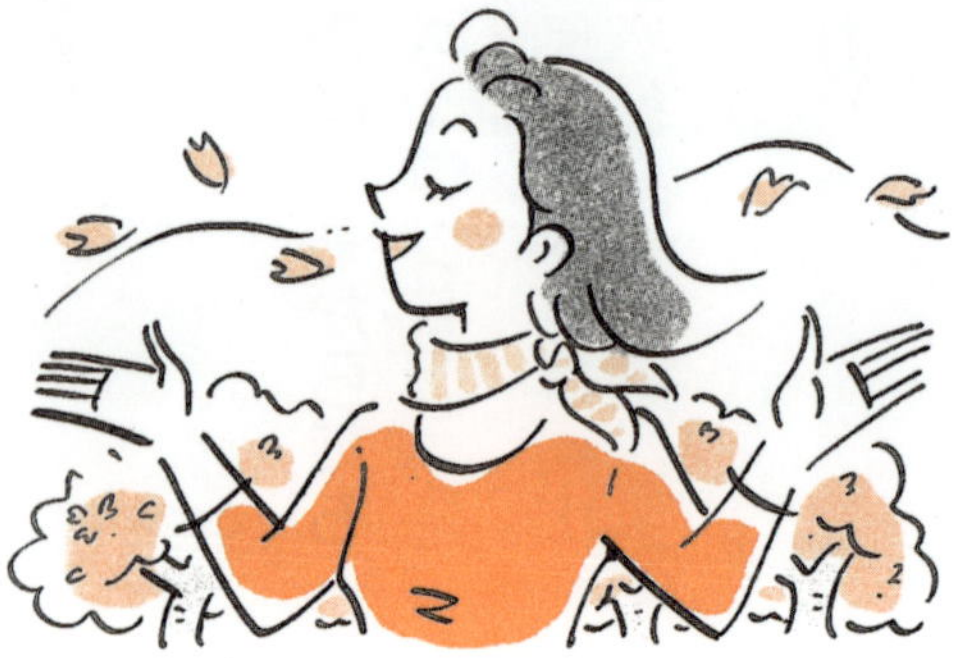

春は心もからだもオープンにして、外に積極的に出かけるのが大切

花粉症の対策法

健康な人にとって、春は気候もよく、すごしやすい季節ですが、この時季になると体調をくずすという人も少なくありません。

じつは、私もそのひとりで、2月から5月は、毎年花粉症に悩まされつづけています。*中成薬《ちゅうせいやく》を飲むなどしてずいぶん症状はよくなりましたが、油断してちょっと無理をしたり、仕事がいそがしすぎたりすると、とたんに症状が悪化してしまいます。

花粉症は、アレルギーという体質だけが悪いわけではありません。もとの体質は変えられなくても、からだの「正気《せいき》」（防衛力）を高めることで、症状をかなりコントロールすることができるのです。

そのためには、疲れをためすぎないこと、規則正しい食生活を送ることがなにより大切です。

ただし、生活改善だけではなかなか

花粉症の薬

花粉症を発症して間もない人や、透明で水っぽい鼻水が出るなど、肺の症状が低下して防衛力が弱くなったために発症したと考えられる症状には、「小青竜湯」（しょうせいりゅうとう）という薬がよく用いられます。

一方、粘りけのある鼻水や、顔や目がかゆくなる、目が赤くなるなどの炎症性の症状があらわれた場合は、花粉症をひき起こす要因が別にあると考えられるので、別の薬が用いられます。

中医学では、花粉症という病名から薬を選ぶのではなく、症状によって薬を使い分けます。

陰陽五行説（いんようごぎょうせつ）

自然界の法則を陰と陽（陰陽説）、木（もく）、火（か）、土（ど）、金（ごん）、水（すい）の5つ（五行説）に分類して考える、中医学の基礎理論。

治りにくい病気なので、体質に合わせた薬による治療もやはり必要です。最近では、花粉症に効く漢方薬や健康食品なるものが数多く出まわっていますが、人によって合う薬は異なりますので、薬を飲むときには、かならず専門家に相談するようにしてください。

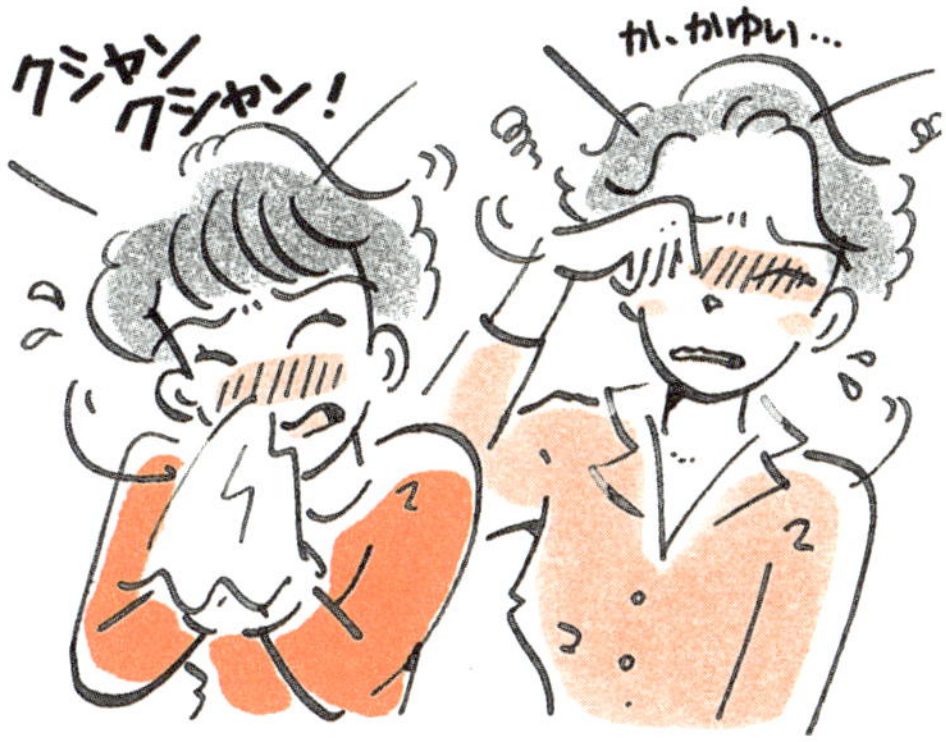

気持ちが不安定になりやすい季節

花粉症ではなくても、春が苦手という人も案外多いようです。なかでも多いのは、「春になると、無性にイライラする」「頭に血がのぼりやすくなる」という訴えです。

中国の「＊陰陽五行説《いんようごぎょうせつ》」によると、春は「肝＊」の季節です。中医学でいう肝は、西洋医学の肝臓のはたらきだけでなく、もう少し広範囲な意味をもっています。血をたくわえ、めぐらせるというはたらき以外に、精神・情緒面をコントロールするというはたらきがあるのが大きな特徴です。

春は、肝の機能が刺激されるため、ふつうなら気持ちが浮き立つところで

天と地、明と暗のように、相対する考え方をするのが陰陽説。五行説の行は、「めぐる」という意味があり、木・火・土・金・水はそれぞれの性質を補いながら調和を保っていると考えられています。

なお、木・火・土・金・水は、それぞれ肝・心・脾・肺・腎と深い関係にあります。

肝

五臓のひとつ。血をたくわえ、必要に応じてそれらを運搬する機能があり、女性の月経をつかさどるのも肝の機能のひとつです。

また、目とも密接な関係があり、肝のはたらきが乱れると、眼精疲労や目の充血といった症状もあらわれやすくなります。

（P17参照）

すが、入園や入学、就職、異動など、環境の変化によってストレスを受けたり、もともと肝の気のめぐりに問題があると、かえって情緒不安定になったり、すぐにカッとなったり、といった精神的な症状があらわれやすくなるのです。

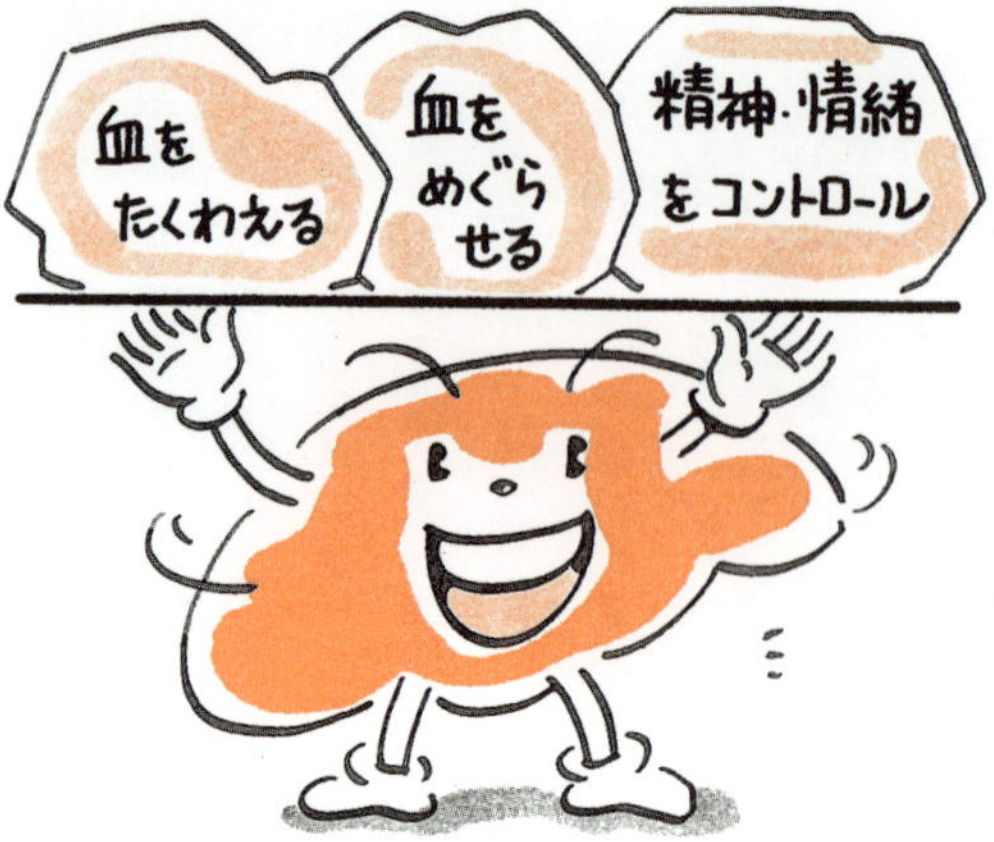

血をたくわえる
血をめぐらせる
精神・情緒をコントロール

春は「肝」の機能を養うことが大切

春は早起きして屋外へ

春になると情緒不安定になりやすい、という人は、まずはストレスがたまりすぎていないかどうか、あらためて*生活をチェックしてみましょう。

また、できるだけリラックスできる時間をもつことも大切です。

春は、冬とちがって早起きもつらくなくなる季節です。じつは、この「早起き」は、なによりもの春の養生法なのです。

いつもより早く起きたら、ぜひ散歩に出かけてください。芽吹き始めた木々をながめながら、朝の新鮮な空気を吸うと、肝の気のめぐりがよくなって、一日快適にすごせることでしょう。

生活チェック

ストレスがたまっていると起こりやすい症状。

- イライラする
- 怒りっぽい
- ゆううつである
- ため息をよくつく
- わき腹や乳房（女性）が張ったように痛む

なお、中国の春の健康法に、「大木を抱き、たたく」というものがあります。長寿の大木を両手で抱くことは、その木のエネルギーをからだにとりいれることになります。

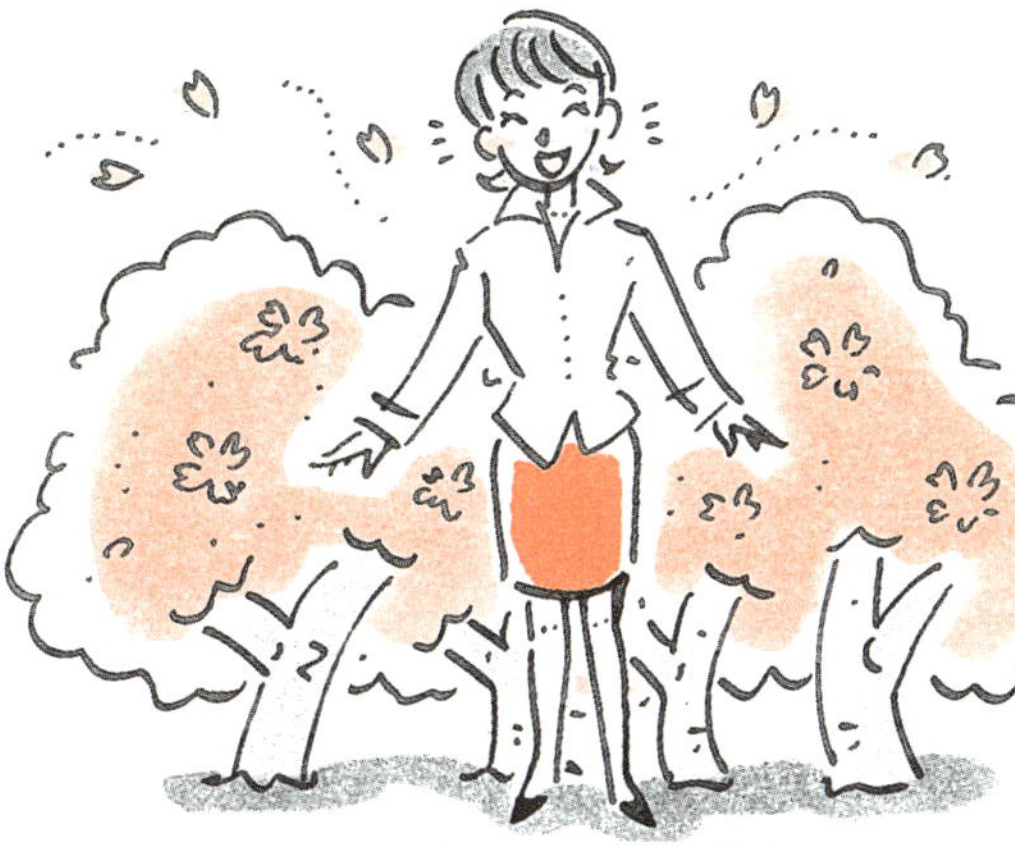

春は、早起きしたらぜひ散歩に

そして、木をたたくことで、からだの中のよどんだ気を発散し、ストレス解消に役立つといわれています。

なお、この季節は、積極的に外に出て自然を楽しむことも大切です。お花見もいいものですし、この季節ならではのタケノコ掘りや山菜採りなどに出かけるのもおすすめです。

春におすすめの食材

春は、肝との関係が深い季節です。また、ストレスがたまりやすい時期でもあります。そのため、肝の機能を養うクコの実、ナツメ*、黒ゴマ、黒砂糖、金針菜*《きんしんさい》といった食材や、発散の作用がある紫蘇《しそ》、ネギ、春菊、香菜、

ナツメ

2～4センチくらいのだ円形をした果実。秋になるとこげ茶色に熟します。果肉は白く、さくさくとした歯ざわりで、甘酸っぱい味がします。

黒ナツメのほうが有名ですが、薬として使われるのは紅ナツメのほう。胃腸の機能を高めたり、血を補う作用があります。貧血、疲労、不眠、不安感などによく用いられます。

金針菜(きんしんさい)

ユリ科の植物の花を乾燥させたもの。血や水分のめぐりをよくする作用があります。

一般的に、水でもどしたものを炒めものやめん類の具などに用いますが、イライラしたり、尿の出が悪いときなどは、スープにして飲むとよいでしょう。

百貨店やスーパーの中華食材売場で手に入ります。

大根、こしょうなどをとりいれることが、春にふさわしい食生活ということになります。お茶なら、香りがよく、気をめぐらせる作用をもつジャスミン茶やミント茶がおすすめです。

このようなことに気をつけていれば、春に起こりやすいイライラなどの精神症状を防ぎ、ストレスに強いからだをつくることができます。

ただし、発散は度がすぎてもよくないため、ここにあげた食材ばかりを毎日食べるというのもよくありません。

ふだんの感覚で、主食になる穀類や良質なたんぱく質を含む豆類、肉、魚などに、少しだけ意識して春の食材を加えていくのが、上手な方法です。

春におすすめの食材とお茶

●「肝」の機能を養うもの
クコの実　ナツメ　黒ゴマ
黒砂糖　金針菜

●発散作用のあるもの
紫蘇　ネギ　春菊　香菜
大根　こしょう

◇お茶
ジャスミン茶
ミント茶

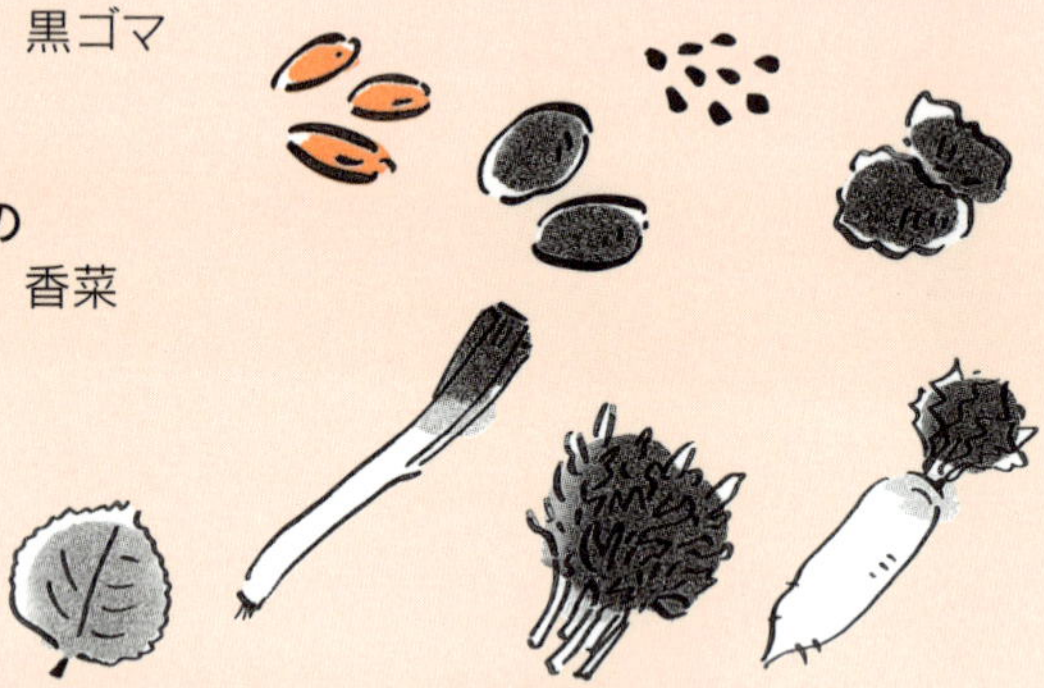

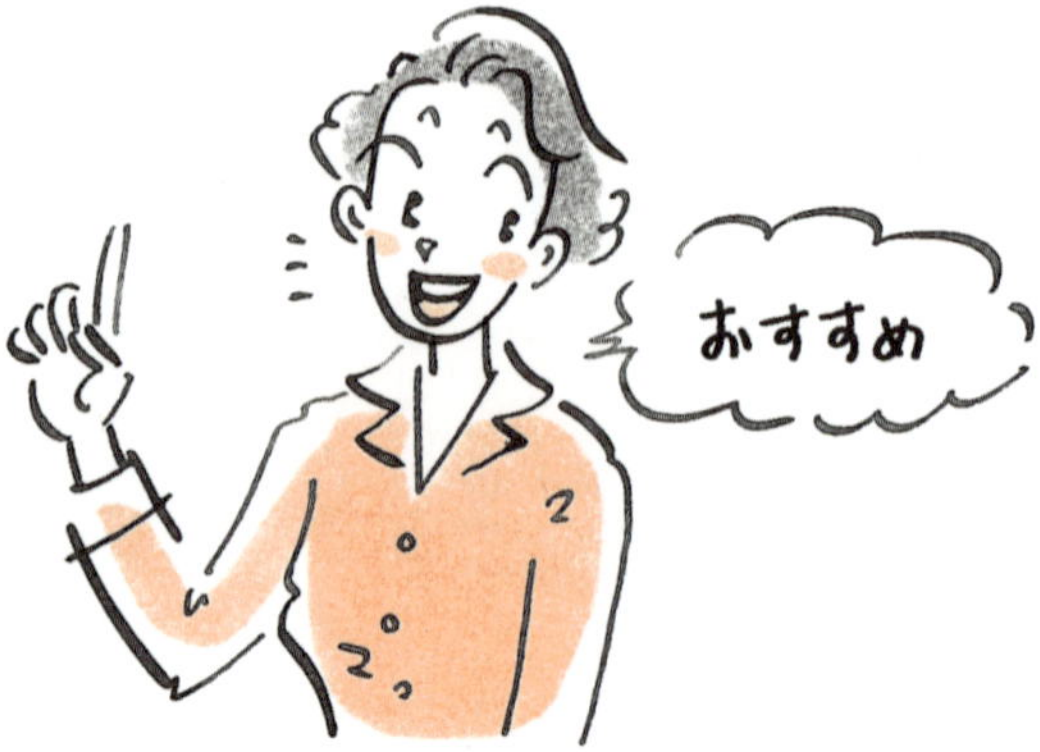

梅雨時の上手なすごし方

梅雨は胃腸に負担がかかる季節。冷たいものは避け、温かくて消化がよいものをとるように、食生活に気をつけましょう。

梅雨時は、消化器に負担がかかりやすい季節

じめじめとして、気持ちまでゆううつになる梅雨の季節。乾燥した大陸育ちの私は、じつはこの日本の梅雨が大の苦手です。

来日した当初はなかなかこの気候になれず、むくみが出たり、食欲不振になったりしていました。人のからだというものは、季節や気候の影響をダイレクトに受けるのだということを痛感したものです。

今は、梅雨時に不調を感じたら、体内のよぶんな湿気をとりのぞく「*藿香《かっこう》正気散《しょうきさん》」や、消化をたすける「*焦三《しょうさん》仙《せん》」などの中成薬《ちゅうせいやく》や処方を利用することによって、早めに改善するようにしています。

さて、この梅雨という季節は、ちょうど「陰陽五行説《いんようごぎょうせつ》」の「*長夏《ちょうか》」という季節とよく似た特徴をもっています。

湿気が多い季節と深い関わりがあるのは、消化器である「*脾《ひ》」です。脾は湿気の影響を受けやすいので、どうしても食欲不振、下痢、吐き気、胃もた

藿香正気散（かっこうしょうきさん）

体内の湿気をとりのぞく代表的な処方。胃腸のはたらきを強くする作用があり、ふだんから胃腸の弱い人や、風邪による食欲不振、腹痛、吐き気、下痢などにも用いられます。

日本では「勝湿顆粒（しょうしつかりゅう）」という名前で市販されているものが手に入ります。

焦三仙（しょうさんせん）

山楂子（さんざし）を主成分とした消化剤。胃腸のはたらきを活発にし、消化を促進するはたらきがあります。

日本では、「晶三仙（しょうさんせん）」という顆粒状のお茶が手に入ります。

れなどの症状があらわれやすくなります。

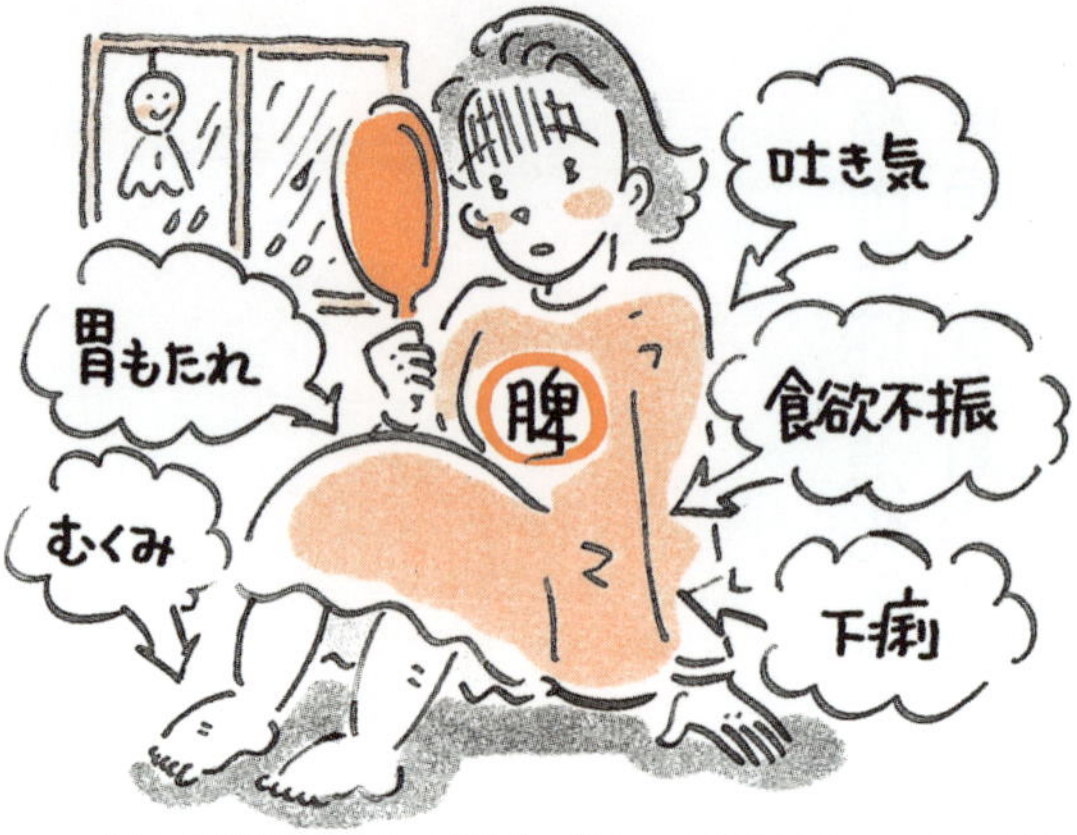

梅雨は消化器である「脾」が湿気の影響を受けやすい季節

生もの、冷たいものは避ける

梅雨時に一番影響を受けやすいのが消化器であることからも分かるように、胃腸があまり丈夫ではない人にとって、梅雨はつらい季節です。

でも、食が進まないからと、冷たいビールやジュースばかり飲むような生活を送っていると、どんどん消化力が低下して、元気が出なくなってしまいます。

胃腸の機能低下を放っておくと、食中毒に対する抵抗力を低下させることにもなります。

O－157のような食中毒菌に負けないようにするためには、台所の清潔を保つこともちろん大切ですが、そ

長夏(ちょうか)

夏と秋の間の季節のこと。

五行説では、春＝木、火＝夏、土＝長夏、金＝秋、水＝冬に分類しています。

また、五臓を五行説で分類した場合、土にあたるのが脾であり、長夏と脾は関係が深いとされています。

脾(ひ)

五臓のひとつで、食べたものを消化吸収して、からだに必要なエネルギーである気をつくり出す機能があります。(P17参照)

の前に、まずはからだの中の湿気を追い出し、胃腸の機能を高めることが重要ではないかと思います。

　そのためには、刺し身や生野菜、果物、生卵などの生もの、それから冷蔵庫で冷やした飲食物はできるだけ避け、なるべく温かくて消化のよいものを食べるようにします。

　また、先に紹介した「藿香正気散《かっこうしょうきさん》」（勝湿顆粒《しょうしつかりゅう》）のような薬を常備して、早めに服用するなどの工夫をすることも必要でしょう。

　なお、毎年、梅雨になると胃腸病を患ったり、からだが重くだるい、頭が重い、関節痛、むくみ、ぜんそくなどの症状が出やすい人は、体内によぶんな湿気が滞っている証拠です。

　そういった人は、梅雨時だけでなく、ふだんから食生活に気をくばることが大切です。

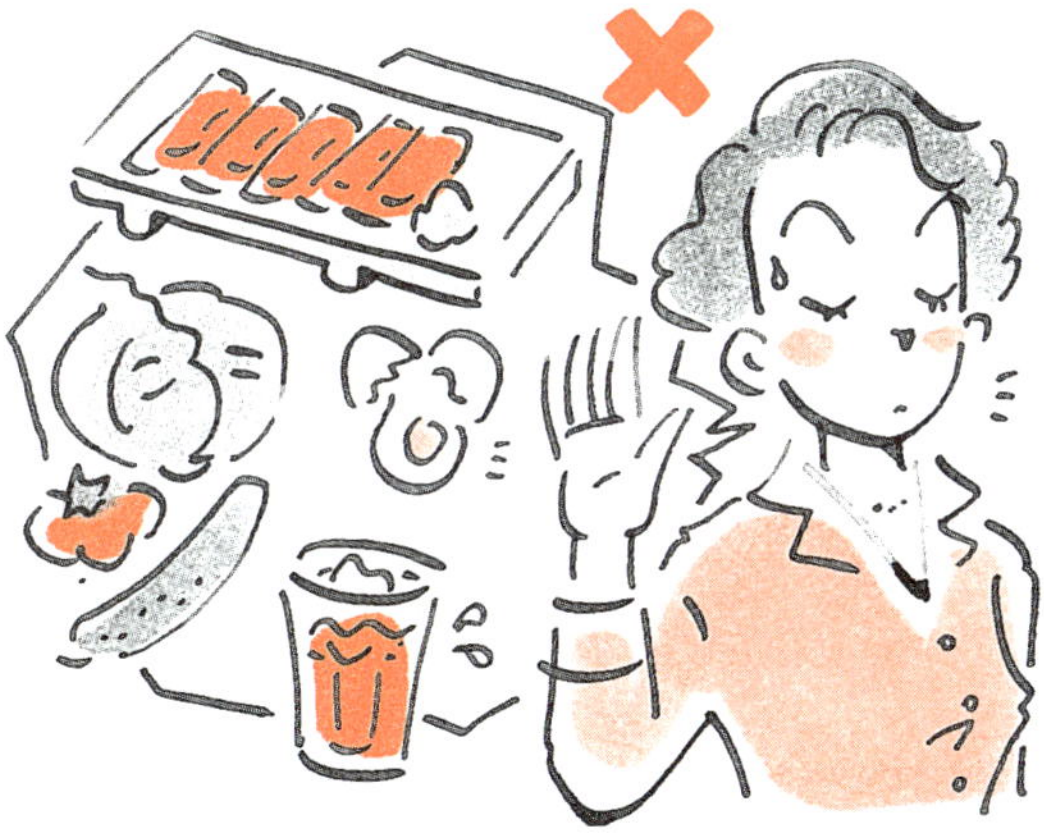

梅雨時は刺し身や生卵などの生ものや冷たい飲みものは避ける

梅雨におすすめの食材

梅雨時の胃腸の機能低下を防ぐためには、「芳香化湿《ほうこうかしつ》」作用、つまり、よい香り（芳香）でからだの中の湿気を発散させる（化湿）、紫蘇《しそ》*や茴香《ういきょう》*（フェンネル）などが有効です。

また、冬瓜《とうがん》、スイカなどには、からだに必要な潤いを補いながら、よぶんな湿気をとりのぞくはたらきがあります。

中国には長夏という梅雨に似たじめじめした季節がありますが、長夏は梅雨だけでなく、夏の終わりの土用のころとも通じる特徴がありますので、ここにあげた食材は、晩夏の胃腸の疲れにも使うことができます。

湿気払いにぴったり「紫蘇入り緑茶」

湿度の高いときには、毎日飲むお茶は、緑茶やハトムギ茶のようにあっさりしたものを選ぶとよいでしょう。緑茶に紫蘇を加えた「紫蘇入り緑茶」は、梅雨時の湿気払いにはぴったりの飲みものです。

ちなみに私の知人は、高温多湿の香港などに出かけるときには、かならず紫蘇ふりかけを持参していきます。

これを緑茶に加えて毎日飲んでいれば、湿気で消化不良を起こしたり、食欲不振になることもなく、元気にすごせるからです。

みなさんも、どうぞおためしください。

紫蘇（しそ）

薬の材料として使われている場合は「蘇葉（そよう）」とよばれます。発散と気をめぐらせる作用があり、胃腸を温めて消化吸収力をたすけるので、刺し身などの、からだを冷やすものを食べるときに一緒に食べるとよいでしょう。

茴香（ういきょう）〈フェンネル〉

セリ科の茴香の成熟果実。カレーや肉料理に使われるスパイスとしてもよく知られています。

胃を温める作用があり、冷えによる胃の痛みに効果的。

茴香を材料とした中成薬に、胃腸薬として有名な「安中散（あんちゅうさん）」があります。

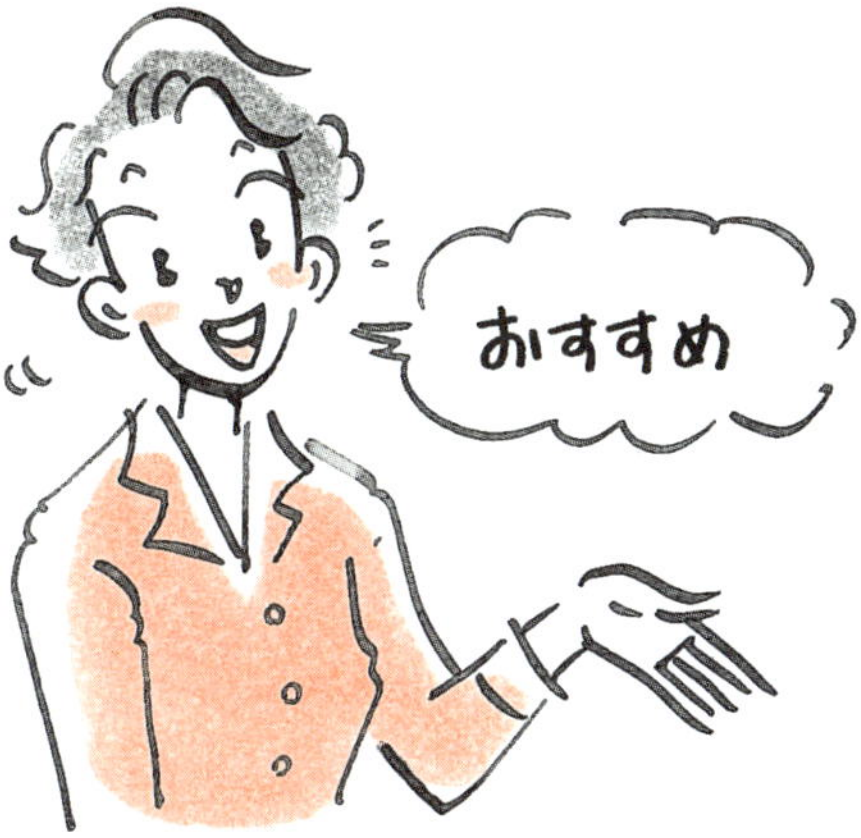

梅雨におすすめの食材とお茶

●**よい香りでからだの中の湿気を発散させるもの**
紫蘇
茴香（フェンネル）

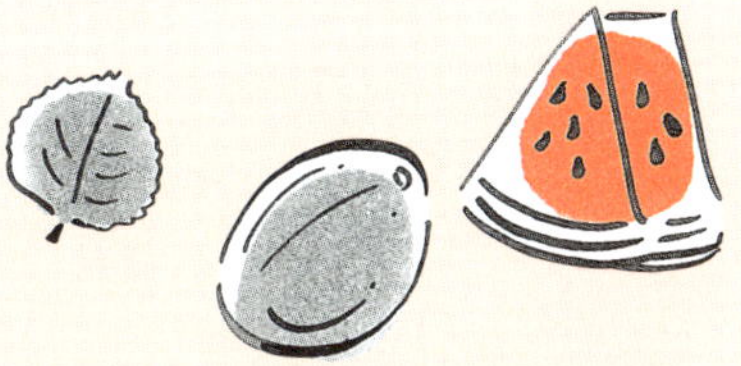

●**からだに必要な潤いを補いながら、よぶんな湿気をとりのぞくもの**
冬瓜
スイカ

◇**お茶**
紫蘇入り緑茶
（緑茶に紫蘇を加えたもの）
ハトムギ茶

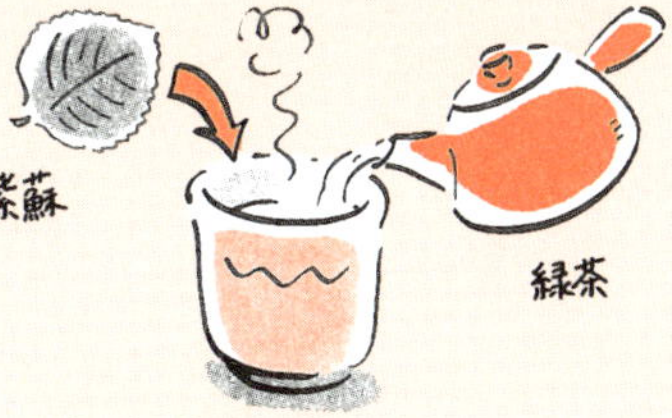

夏の上手なすごし方

暑い夏は、からだにこもりがちな熱を上手に冷ましながら、汗で失われる潤いとエネルギーを補給することが大切です。

夏は潤いとエネルギーを消耗しやすい季節

　梅雨が終わると、いよいよ夏の到来です。地球温暖化の影響か、最近の日本の夏はまさに猛暑ということばがぴったりの気候です。春に芽吹いた木々が、この季節に生長のピークをむかえるように、体内のエネルギーも、ある種のピークをむかえます。

　五臓の中で夏ともっとも関係が深いのは、＊「心《しん》」です。

　夏は暑気が強いので、からだのエネルギー、体液が消耗しやすいのが特徴です。大量の汗をかくために、からだに必要な水分とともに＊「気」というエネルギーが消耗され、非常に疲れやすくなります。このことは、心に負担をかける原因になります。

　こんなとき、中国では、からだに必要な潤いと気を補う＊「生脈散《しょうみゃくさん》」や、＊「西洋人参」などがよく用いられます。「生脈散」は、味も甘酸っぱくて飲みやすいので、スポーツドリンクの代わりになります。海水浴や炎天下でのテニスなど、屋外でのスポーツを楽しむ

心（しん）
からだの中で血液を送り出すポンプの役割をもつ心は、熱をもちやすいという性質があります。（P17参照）

気
体内を流れている生命活動のエネルギー源のこと。
体温やからだの生理機能を正常に保ち、外部から病気の原因となる物質の侵入を防いでいます。（P20参照）

生脈散（しょうみゃくさん）
肺を潤して気を補う効果のある人参（にんじん）、からだを潤す麦門冬（ばくもんどう）、五味子（ごみし）という3つの生薬でつくられている処方。
中国では、ドリンクにしたものを、1970年ごろから運動選手の専用飲料として用いられ

ときに携帯していくと便利です。

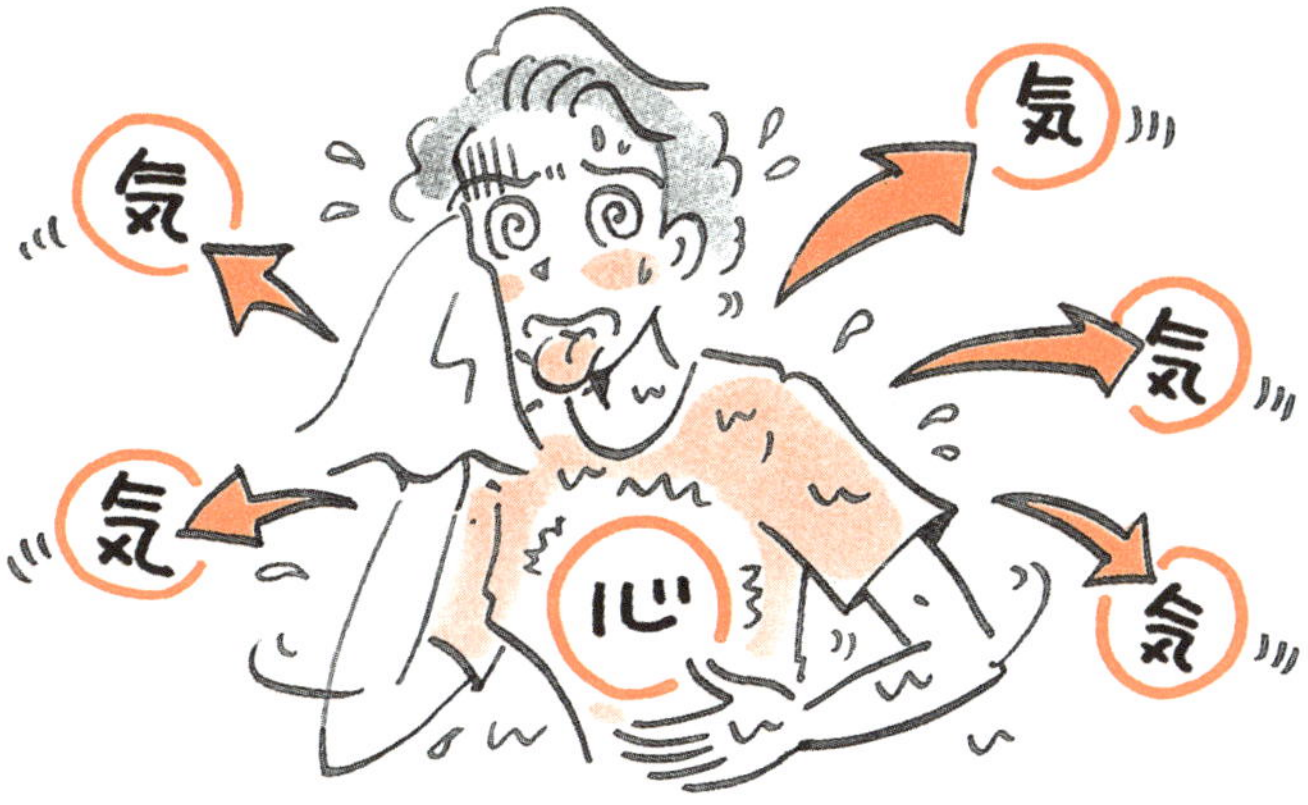

夏は大量の汗とともにエネルギーである「気」も消耗

冷房病を防ぐためには

外で長時間すごす人なら、暑さ対策だけを考えていればいいのですが、今の日本では、真夏でも冷房の効いた部屋で、寒さにふるえながらすごすという人も多いようです。

夏はある程度汗をかくのが自然なのに、あまり汗をかかないでいると、どうしても気のめぐりが悪くなりがちです。そのうえ、冷房の効いた部屋と炎天下を往復するために、血管は常に収縮と拡張を強いられ、血のめぐりも悪くなってしまいます。こうして、現代版夏バテともいえる冷房病になって、秋までからだの不調をひきずってしまう人も多いのです。

ています。

日本では「麦味参顆粒（ばくみさんかりゅう）」という名前で市販されています。

西洋人参

薬用人参の一種。からだに潤いを与え、熱を冷ます、新陳代謝を活発にして免疫機能を高めるなどの作用があり、夏バテの予防や滋養強壮剤として用いられます。

日本では、飲みやすく顆粒状にした「西洋人参茶」が市販されています。

では、どんなふうにすごせば、冷房病を防ぐことができるのでしょうか。

まず、心がけてほしいのは、冷房による冷えから身を守ることです。家で冷房を使うときには、設定温度*を高めにし、外気温との差をできるだけ小さくします。自然のリズムにからだをなじませるためには、ちょっと汗ばむくらいの温度がベストです。

電車やお店、会社など、冷房が効いた場所では、衣服で調節ができるよう、バッグの中に1枚、上着かスカーフをしのばせておくとよいでしょう。

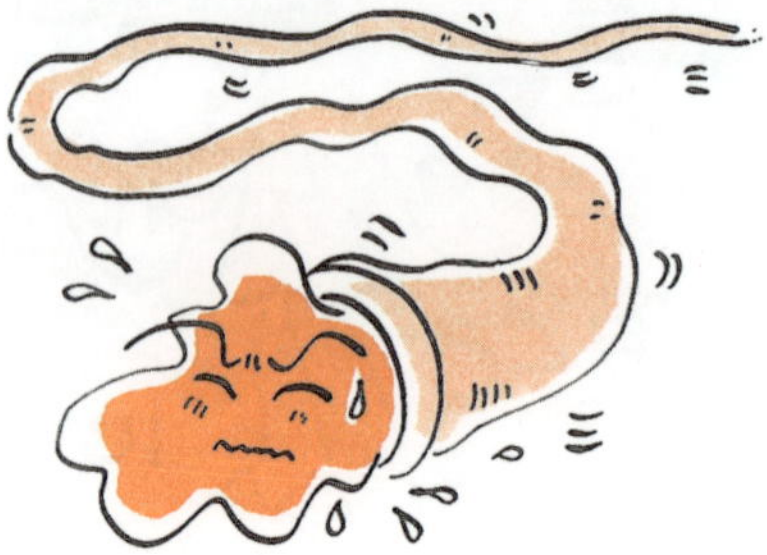

冷房の効いた場所と炎天下の往復は血のめぐりを悪くする

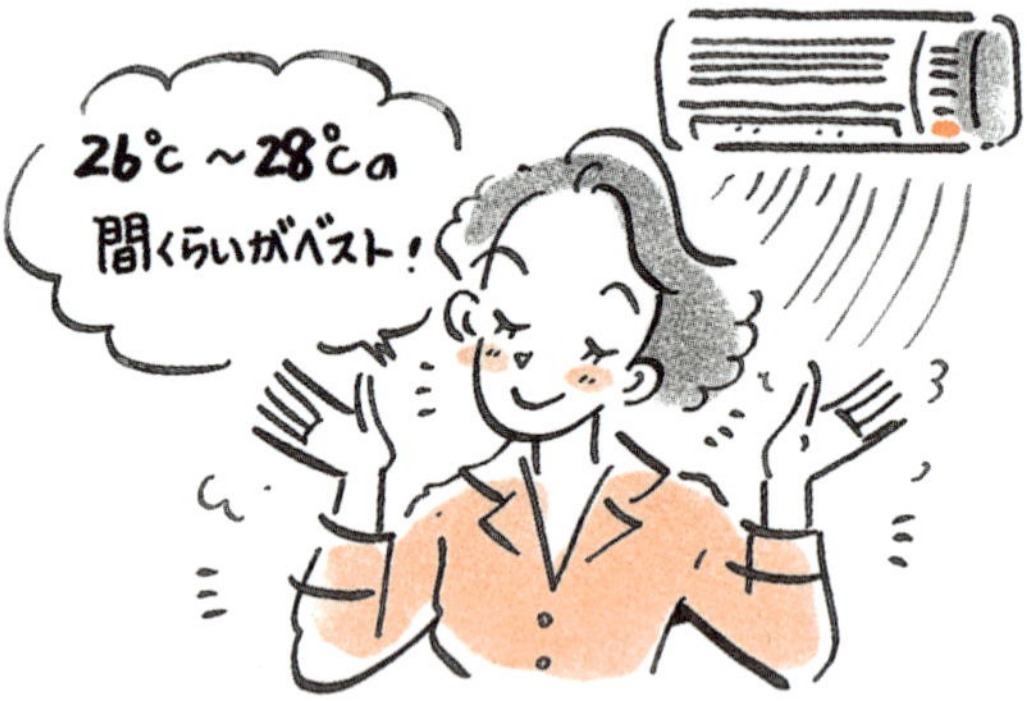

設定温度を高めに

一般的に、人のからだは5℃以上の急激な温度変化に対応しにくくなっています。

そのため、外の暑さと室内の冷たい冷気を交互に受けていると、からだの温度調節がうまくできなくなるので、真夏の場合でも、冷房の設定温度は26～28℃くらいにし、外気温との差が5℃以上にならないようにすることが大切です。

生姜（しょうが）

生姜は中成薬の材料としてよく用いられます。生薬名は「ショウキョウ」。

からだを温める作用が強く、胃のはたらきを活発にする作用があります。

冷奴、そうめん、そば、ナスなどはからだを冷やす作用があるので、これらの食材と組み合

また、冷えは足から入りやすいので、長時間冷房の効いた場所ですごすときには、素足にサンダルはやめ、ちゃんと靴下をはくようにしたいものです。

冷房病を防ぐ工夫

- 設定温度は26℃から28℃の間くらいにして、外気温との差が5℃以上にならないようにする

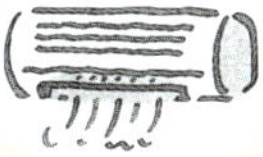

- 冷房が効いた場所で体温を調整できるように上着やスカーフを携帯

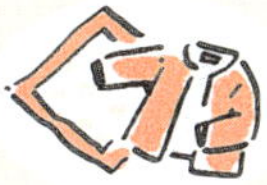

- 素足はやめ、ちゃんと靴下をはくようにする

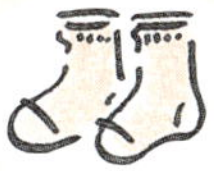

おなかを冷やすと夏バテしやすくなる

暑いと、つい冷たいものばかりに手が伸びてしまいますが、じつはこれが夏バテの元凶になってしまうのです。

というのも、夏は体内の熱が、からだの表面から発散しやすいので、おなかは逆に冷えてしまうことが多いのです。特に、冷たいものや生ものを多食する日本人には、おなかの冷えからくる夏バテが多いように思います。

おなかが冷えると、胃腸の消化吸収機能が低下し、食欲不振や下痢の原因になってしまいます。こんなときには、*生姜《しょうが》や紫蘇《しそ》のように胃腸を温める食べものを薬味に使ってみましょう。

わせて食べると、冷えの予防になります。

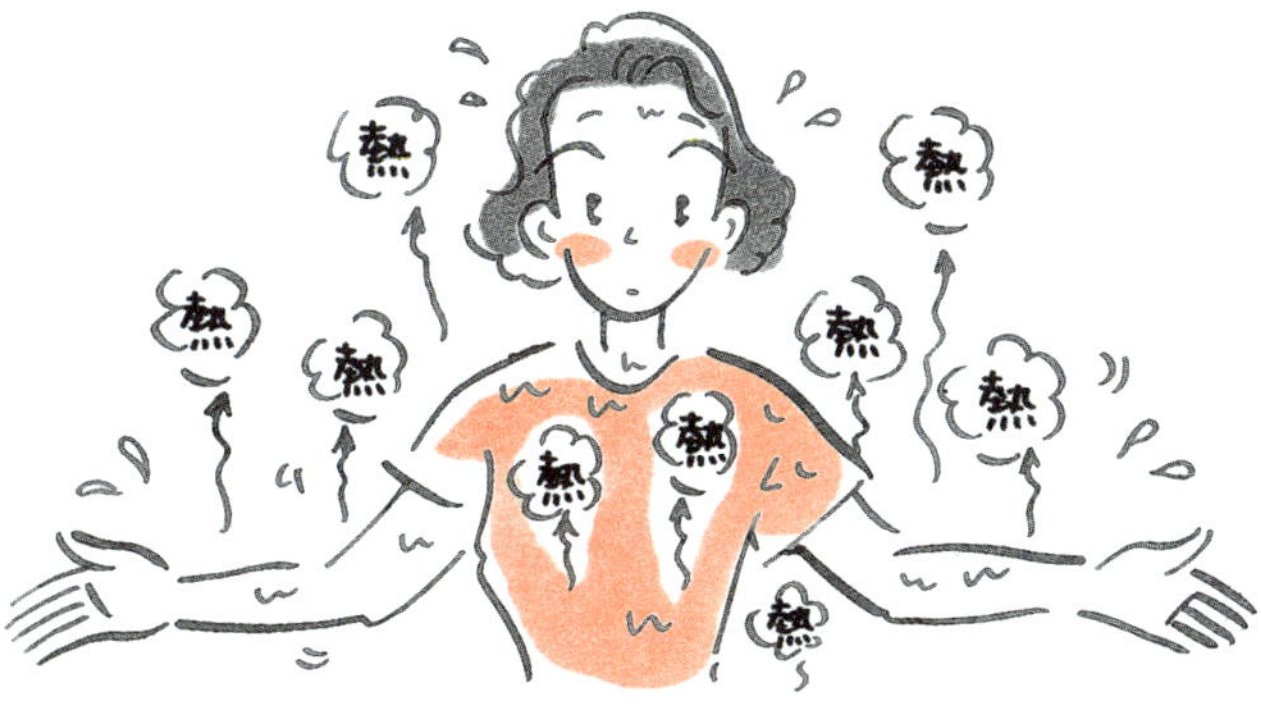

暑気払いは新鮮な野菜や緑豆《りょくとう》で

暑い夏は、体内にこもりがちな熱を上手に冷ましながら、汗で失われる潤いとエネルギーを補給することが大切です。

中国で、夏バテや熱射病の予防によく食べられているのが、「緑豆《りょくとう》*」の冷たい（冷蔵庫で冷やすのではなく、室温程度に冷ましたもの）スープです。緑豆はすぐにやわらかくなるので、水に1〜2時間ほど浸したものを水と一緒に火にかけ、弱火で30分から1時間ほど煮こむとできあがります。家族全員が1日何度も飲めるよう、たっぷりつくるといいでしょう。

このほか、小豆《あずき》、スイカ、冬瓜《とうがん》、メロン、トマト、ニガウリなども夏にはおすすめです。

夏の料理は、あっさりとした味つけにすることが大切です。あぶらっこい食べものや、味つけの濃いものは、からだに熱を生み、のどのかわきをまねく原因になるので、注意しましょう。

なお、酢の物や梅干しにはのどのかわきや汗のかきすぎを改善する作用があるので、献立にときどきとりいれるとよいでしょう。

夏におすすめのお茶と飲み方

暑い夏には清涼な味の烏龍茶*がおすすめですが、日本のように冷たくして飲むことはおすすめできません。

緑豆（りょくとう）

小豆の仲間でヤエナリ、アオヅキなどとよばれます。日本ではモヤシや春雨の原料として有名。中国ではよくスープやお粥にして食べられています。

熱を冷まし、口のかわきをとる作用があるので、熱射病や夏バテの予防に用いられます。

百貨店やスーパーの中華食材売り場で手に入れることができます。

烏龍茶

日本で缶入りの烏龍茶が売り出されたのは80年代の初めごろですが、烏龍茶が誕生したのは約４００年前。発祥は明の時代、中国福建省武夷山だといわれています。

からだの熱を冷ます作用があるので、夏のお茶として最適。

中国では、夏は室温程度のお茶である「涼茶」は飲みますが、冷蔵庫で冷やした「冷茶」を習慣的に飲むことはしません。冷茶がからだに与える影響をだれもが知っているからです。

烏龍茶にかぎらず、冷たいお茶の飲みすぎにはくれぐれもご注意を。

なお、P120、121で紹介する菊花《きくか》や西洋人参のお茶も夏バテ防止におすすめです。

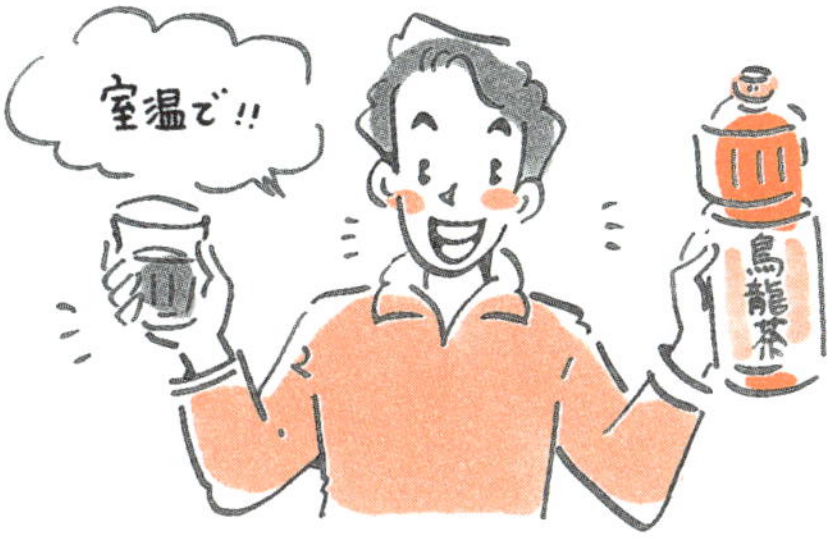

夏におすすめの食材とお茶

●**胃腸を温め、消化吸収機能の低下を防ぐもの**
生姜　紫蘇

●**体内にこもりがちな熱を冷ましながら、汗で失われる潤いとエネルギーを補給するもの**
緑豆　小豆　スイカ　冬瓜
メロン　トマト　ニガウリ

●**のどのかわきすぎや汗のかきすぎを改善するもの**
酢のもの　梅干し

◇**お茶**
烏龍茶（ただし冷蔵庫で冷やした「冷茶」ではなく室温程度の「涼茶」）
菊花茶　西洋人参茶

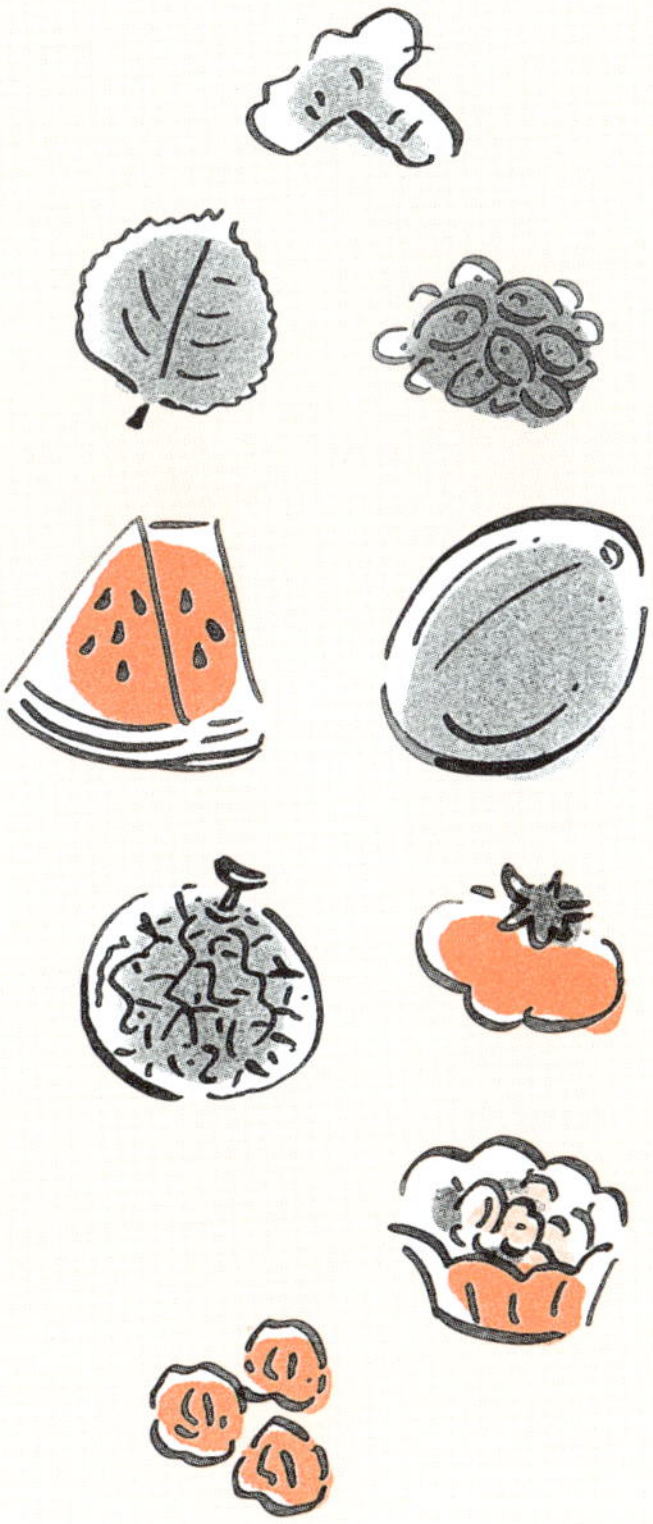

秋の上手なすごし方

**秋は呼吸器を養うことが大切。
「肺」を潤す食べものを
積極的にとるようにしましょう。**

秋は呼吸器と密接な関わりがある

長い夏が終わると、一年で一番さわやかな季節がやってきます。

からっとした晴天が続き、だれもが気分よくすごせそうな秋ですが、意外なことに、この季節を苦手とする人もいます。ぜんそくやアレルギー性鼻炎、アトピー性皮膚炎など、アレルギー疾患*が悪化しやすい季節でもあります。

このことは、呼吸器である「肺」（P17参照）と秋との関係を示しています。ぜんそくや鼻炎はもちろん、アトピーも肺と密接な関係にある病気だか

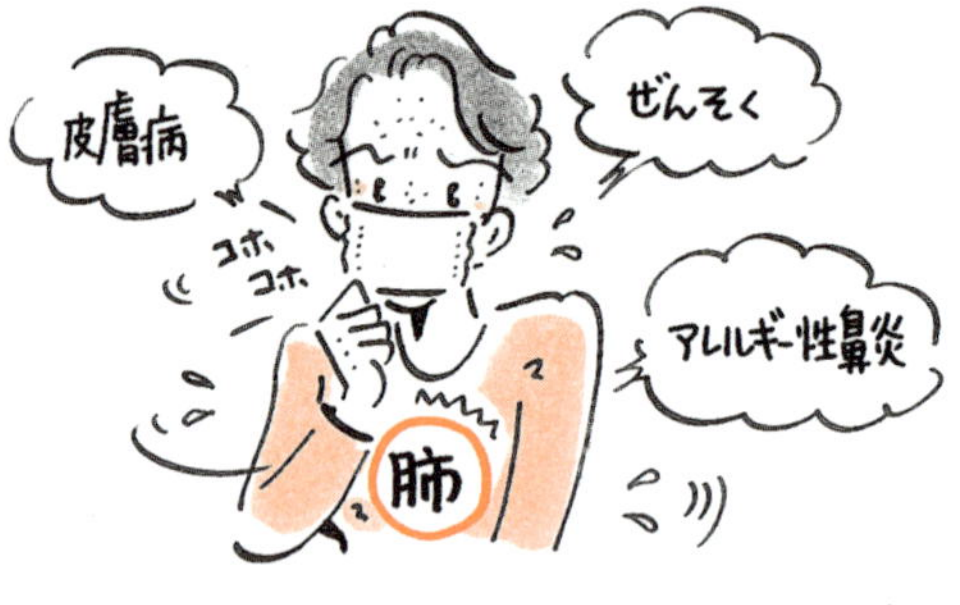

秋は呼吸器である「肺」と深い関わりがある季節

アレルギー疾患

花粉やハウスダストなど特定の抗原（アレルゲン）に反応して起こる外因性のものと、アレルゲンがはっきりと分からないものがあります。

症状はさまざまで、花粉症やアレルギー性鼻炎の場合は、くしゃみ、鼻水、鼻づまりなどがあげられます。

中医学では、からだの防衛力が弱っているために外因に過剰な反応を起こすと考え、自然治癒力を強化しながら、つらい症状をとりのぞく治療をおこないます。

らです。

アレルギー体質ではなくても、秋になると風邪をひきやすく、空咳が残ったり、声がかれがちになる人は、肺の潤いが不足していることが考えられます。これを防ぐためには、呼吸器を鍛えるとともに、肺を潤す食べものなどを積極的にとることが大切です。

深呼吸で呼吸器を鍛えよう

呼吸器を鍛えるのに、もっとも手軽で有効な方法は、深呼吸です。

気持ちをリラックスさせて、静かに息をはききり、そしてゆっくりと息を吸います。とても簡単なことですが、これをくりかえすことで、呼吸機能を着実に高めることができます。

なお、ごみごみした場所ではなく、森や大きな公園など、自然にめぐまれた環境でおこなうほうが効果的です。

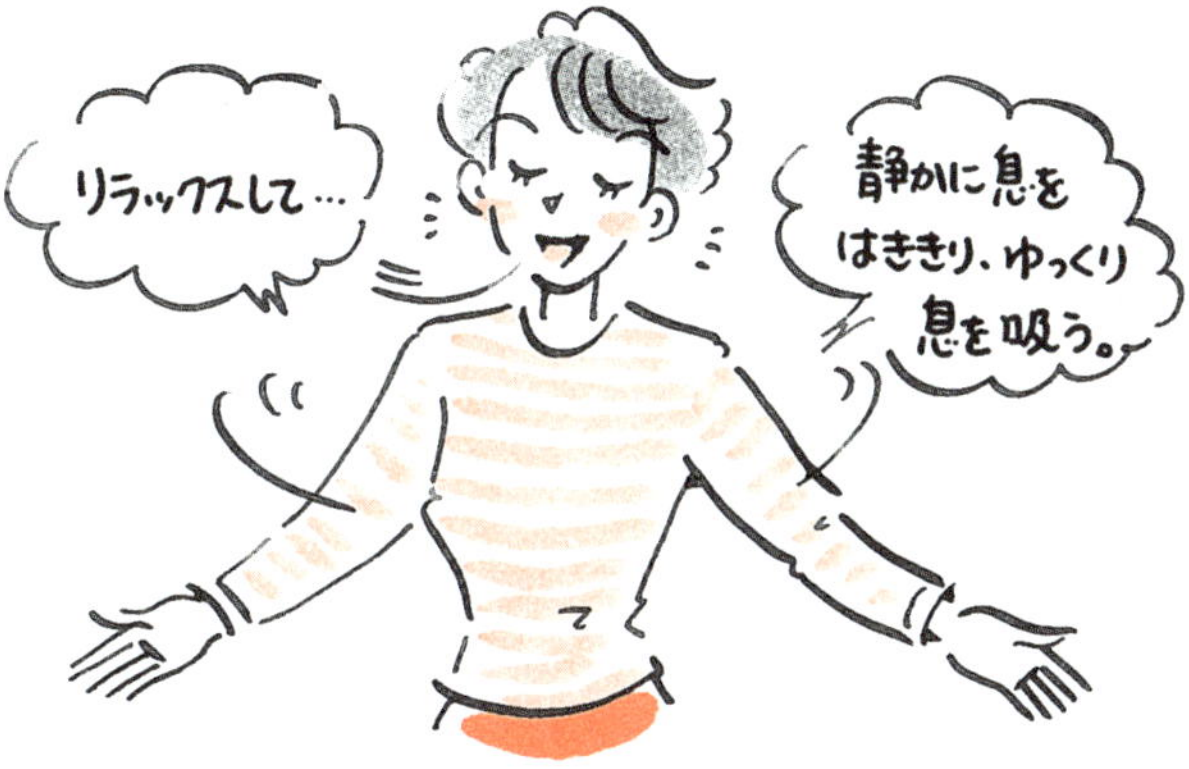
リラックスして…
静かに息をはききり、ゆっくり息を吸う。

深呼吸は呼吸器を鍛えるのにもっとも手軽で有効な方法

秋は肺を潤す食材を

肺を乾燥から守るためには、十分な潤い補給が大切です。

といっても、単に水をがぶがぶ飲むだけでは、肺をうまく潤すことはできません。肺を潤す作用がある百合根《ゆりね》*、梨、レンコン、白キクラゲ*、ハチミツ、白ゴマなどを適度に食生活にとりいれるのが上手な方法です。

秋のお茶のえらび方

日本人が大好きな緑茶は、秋のようなおだやかな気候のときにはぴったりだと思います。

ただ、日本の緑茶と中国の緑茶は、製法に若干のちがいがあります。

日本のお茶が葉を蒸してつくられるのに対して、中国の緑茶は炒った茶葉を使っています。製法*のちがいを考えると、日本の緑茶は中国のものにくらべ、からだを冷やす可能性がありますので、冷え性の人は、茶葉をさらに加工したほうじ茶のほうがいいかもしれません。

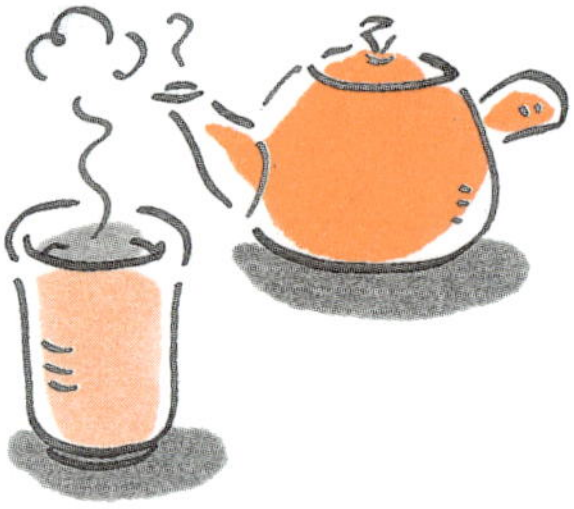

百合根（ゆりね）

日本では、生の百合根が一般的。くせがなくキントンなどにして食べると美味。

中国では、乾燥したものを中成薬の材料として使うほか、料理にも用います。

鎮静作用があり、肺を潤して咳をとめるなどの効果があります。

白キクラゲ

キノコ類シロキクラゲ科の白木耳（はくもくじ）を乾燥させたもの。銀耳（ぎんじ）ともいい、長時間かけて煮るとトロトロになり、くず湯のような味わいになります。水でもどしてサラダや炒めものにも。中国では、デザートとして食されることが多い食材です。

日本では百貨店やスーパーの中華食材売り場で手に入れることができます。

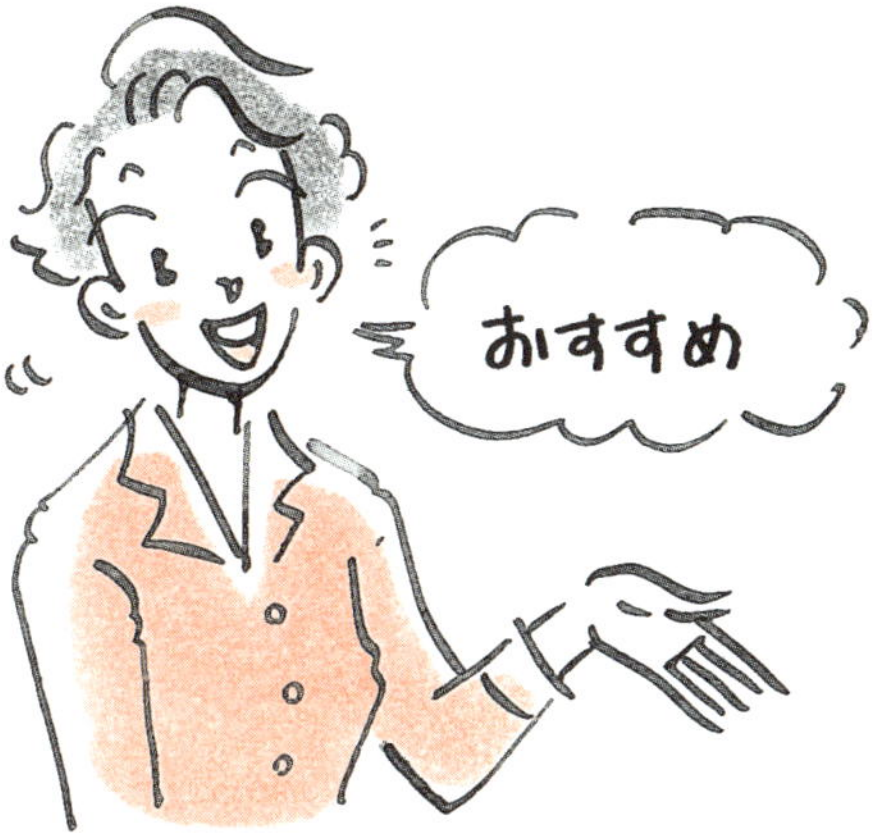

秋におすすめの食材とお茶

●肺を乾燥から守り潤すもの
百合根　梨　レンコン
白キクラゲ　ハチミツ
白ゴマ

◇お茶
緑茶
（冷え性の人はほうじ茶）

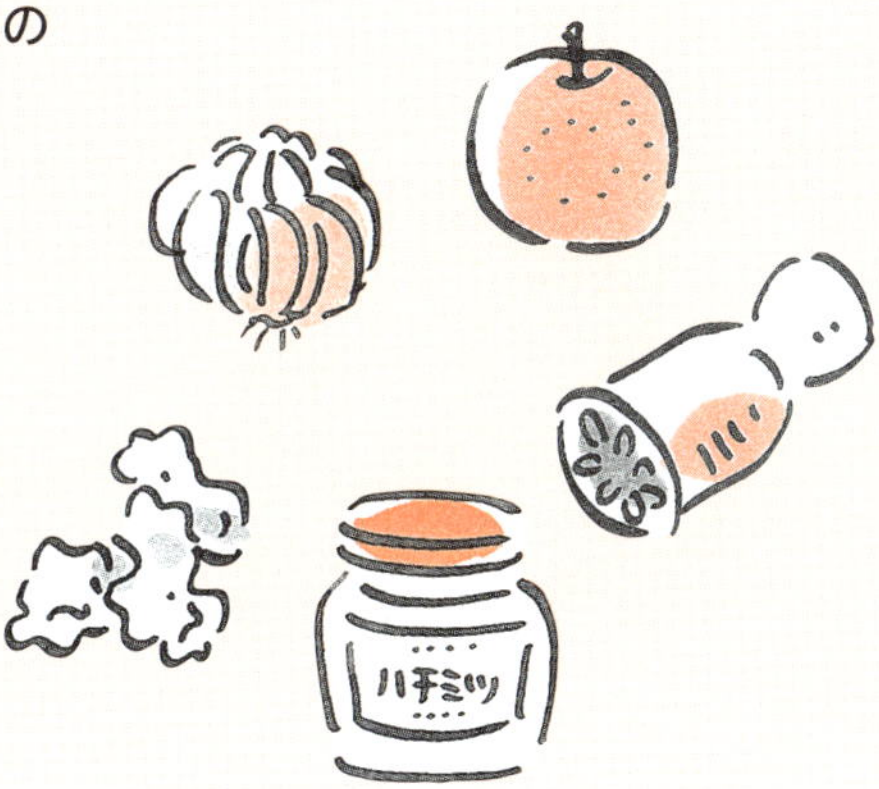

お茶の製法の違い

緑茶、紅茶、烏龍茶などのお茶は、中国原産のツバキ科の葉を原料として使っていますが、製法がちがうため味や香り、成分などが異なります。

緑茶は発酵をさせない不発酵茶、烏龍茶は適度に発酵させてつくる半発酵茶、紅茶は完全に発酵させてつくる発酵茶ですが、不発酵茶には、蒸気で熱を加える「蒸し茶」と、鉄板を通して炒って熱を加える「釜炒り茶」の2つの製法があります。

日本の緑茶は蒸し茶で、中国の緑茶は釜炒り茶であるため、両者の薬効はやや異なると考えられています。

冬の上手なすごし方

冬はたくわえの季節。腎をいたわり、からだに必要なエネルギーを外にもらさないような生活を心がけましょう。

冬はたくわえの季節

「陰陽五行説《いんようごぎょうせつ》」では、冬は「蔵」の季節と考えています。

蔵、つまり、いろいろなものをたくわえておくべき季節というわけです。秋にとれた収穫物を貯蔵し、長い冬にそなえるのと同じように、人のからだもまたたくわえが必要です。

からだの中で、蔵の役割をはたしているのは、「腎《じん》」（P17参照）という臓器です。

腎は「精《＊せい》」というエネルギーの大元《おおもと》をたくわえて、万事に備えています。冬は、腎をいたわり、守る生活がなにより大切です。

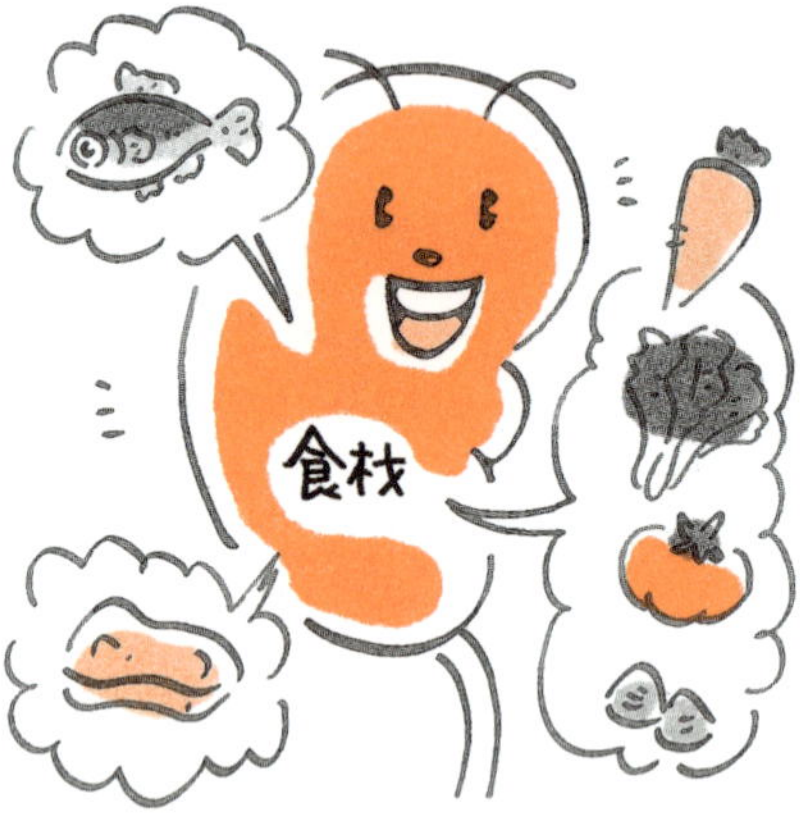

精（せい）
成長や生殖など、生命活動を維持するために必要なエネルギー源のこと。

生まれたときから体内（腎）に蓄えられているものを「先天の精」、食べものなどを消化・吸収する脾（ひ）のはたらきで補給したものを「後天の精」といいます。

暖房の使いすぎは逆効果

人のからだは、うまくできたもので、冬になると毛穴をキュッとひきしめて、よぶんなエネルギーを外にもらさないようにします。その補助のためには、服装も伊達の薄着ではなく、きちんと着こむことが大切です。

　薄着ですごせるほど部屋を暖めていると、せっかく閉じていた皮膚のドアが開いて、汗と一緒にエネルギーまでもれ出してしまいます。そんな状態で外の冷気にあたろうものなら、今度は*「風邪《ふうじゃ》」がすき間から入りこんで、いつのまにかくしゃみや寒気などの症状に見舞われる、ということになりますので、くれぐれもご注意ください。

からだを補う食べものを

腎を守るためには、生活のペースを少しゆるめて、できるだけおだやかな気持ちですごせるようにしたいもので

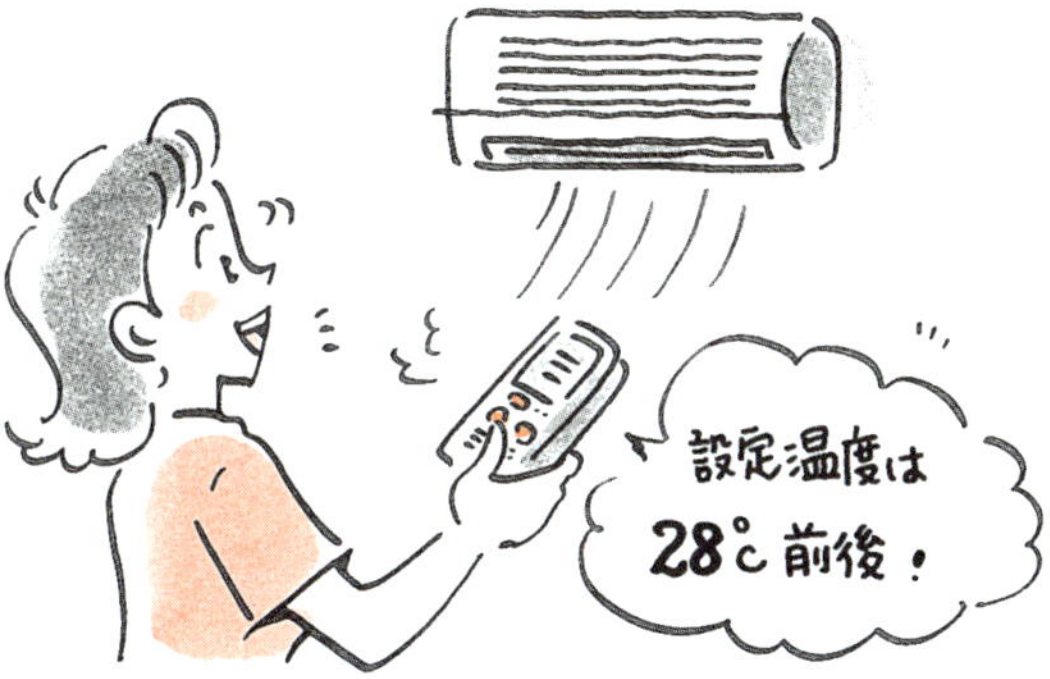

風邪（ふうじゃ）

中医学では、病気の原因を内因、外因、不内外因（内因でも外因でもないもの）に分けて考えます。

　そのうち外因とは、外からからだの中に入りこんで病気を起こす原因という意味で、外邪（がいじゃ）とよばれます。

　外邪には自然界の現象（風、寒、暑、湿、燥、火）の6種類があり、そのうち風の性質をもつものを風邪（ふうじゃ）といい、風邪（かぜ）という言葉はここからきています。

す。

忘年会やお正月、新年会と、なにかとイベントの多い季節ではありますが、食べすぎ、飲みすぎにならないよう注意してください。

米や麦などの穀類やニンジン、大根、イモなどの根菜類でしっかりとエネルギーをたくわえ、栄養補充をすることが重要です。

中国の北部では、お正月にはからだを温める羊肉のしゃぶしゃぶをよく食べます。

羊肉*は、良質のたんぱく質を多く含んでいて、からだを補う力が強いため、寒い冬にはぴったりの食べものなのです。

日本ではあまり食べられていないようですが、タレを工夫すると、独特のくさみも消え、おいしく食べられますので、ぜひおためしください。

また、このほか、冬におすすめの食材としては、エビ、牛肉、生姜《しょうが》、ニンニク、ニラ、黒キクラゲなどがあります。

なお、塩辛いものは腎の機能を乱してしまうことがありますので、あまりとりすぎることのないよう気をつけましょう。

冬のお茶には黒砂糖や生姜《しょうが》をプラスして

寒い冬には、からだを温めてくれるお茶が向いています。

茶葉は、もともとからだを冷やす性質があるため、温める力が強いお茶というのはないのですが、茶葉を発酵さ

羊肉

からだを温める作用が非常に強いため、中国北部ではしゃぶしゃぶにして食べるなど、冬の常食となっています。

また、「女性の補品」といわれるほど、冷え性や産後の虚弱、生理痛など女性特有の症状に効果があります。

婦宝当帰膠(ふほうとうきこう)

血(けつ)をふやし、子宮の機能も高める作用のある当帰(とうき)という生薬が成分の約7割を占めている甘いシロップ状の薬で、血の不足から起こる、貧血、冷え性、生理痛、生理不順、不妊症などに用いられます。

そのほか、更年期障害による頭痛、肩こり、のぼせ、めまいなどの症状にも効果的です。

せてつくる紅茶なら、からだを冷やすことはありません。冷えが気になる人は、からだを温める黒砂糖や生姜を紅茶に加えて飲むのもいい方法です。

また、砂糖のかわりに「＊婦宝当帰膠《ふほうとうきこう》」というシロップ剤を加えた「婦宝紅茶」もおすすめです。

ただし、紅茶のテオフィリンという成分は、胃酸の分泌を増加させる作用があるので、胃潰瘍《いかいよう》や十二指腸潰瘍《じゅうにしちょうかいよう》の人などは、食後に薄目に入れた紅茶を、楽しむ程度にしたほうがいいでしょう。

冬におすすめの食材とお茶

●**エネルギーをたくわえ、からだを補うもの**

穀類（米、麦など）
根菜類（大根、ニンジン、イモ）
羊肉　牛肉　エビ　生姜
ニンニク　ニラ　黒キクラゲ

◇**お茶**

紅茶
（黒砂糖や生姜、また、砂糖のかわりに「婦宝当帰膠」というシロップ剤を加える方法もおすすめ）

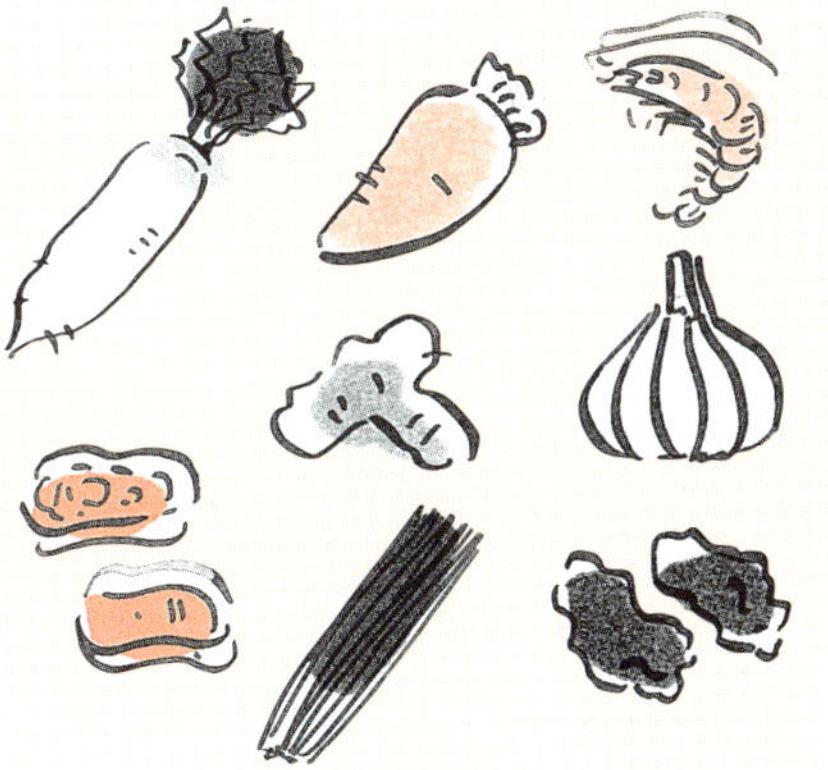

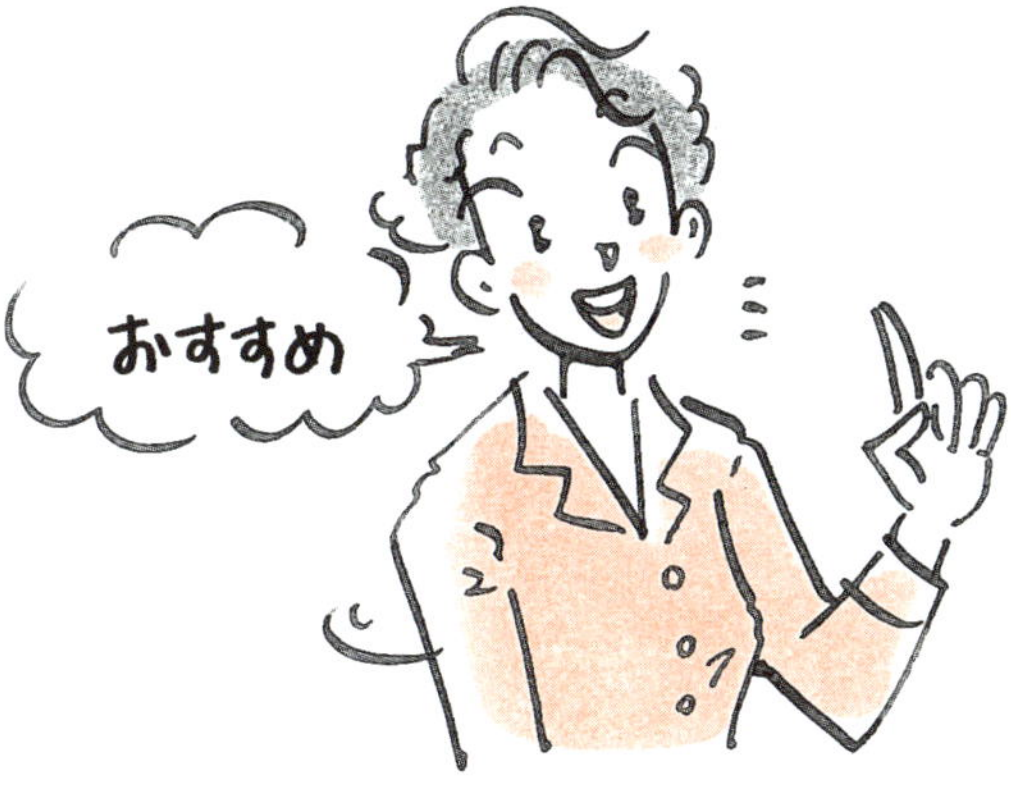

春におすすめの薬膳料理

セロリの干しエビ和え

材料：４人分

セロリ１茎、干しエビ10ｇ～15ｇ
ゴマ油・塩 ── 適宜

つくり方

①ぬるま湯で戻した干しエビを多めのゴマ油で炒める
②香りが出たら、湯通ししたセロリの千切りにかけ、塩で味をととのえる

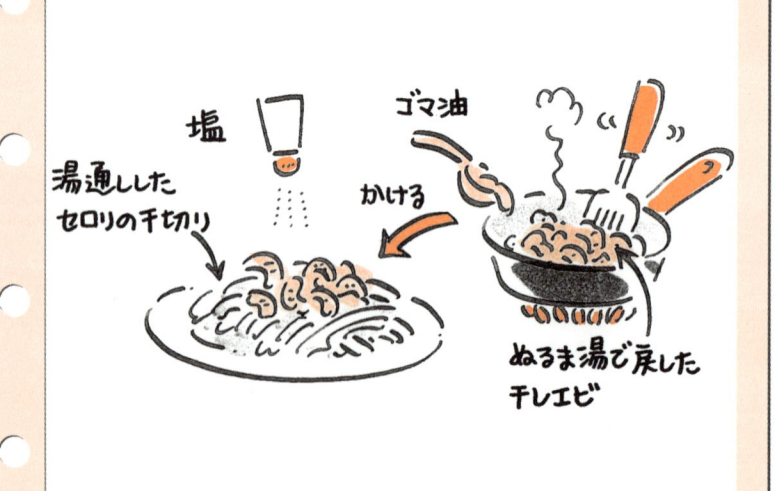

梅雨におすすめの薬膳料理

ヤマイモと豚バラ肉の蒸しもの

材料：４人分

ヤマイモ200ｇ、豚バラ肉250ｇ、しょうゆ・紹興酒（しょうこうしゅ）・ネギ・生姜（しょうが）・紫蘇（しそ）― 適宜

つくり方

①3センチの短冊切りにしたヤマイモと、湯通しして豚バラ肉薄切を、交互に花びらのように皿に並べる
②しょうゆ、紹興酒、ネギみじん切り、生姜みじん切り、砂糖を回しかけ、１時間蒸す
③仕上げに煎りゴマとみじん切りの紫蘇を振りかける

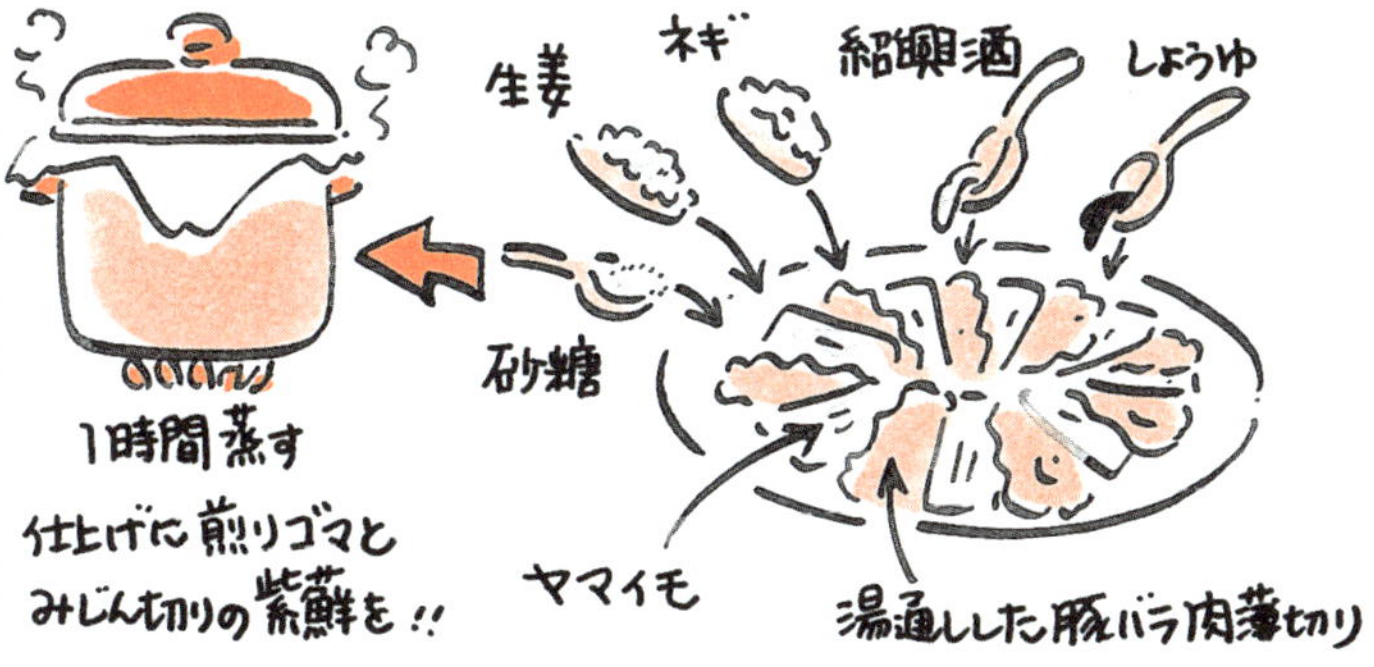

夏におすすめの薬膳料理

スイカの甘酢和え

●材料：４人分

スイカ（中）の皮の白い部分 1/2 こ分
塩・酢・砂糖・ラー油 ── 適宜

●つくり方

①スイカの皮と実の間の白い部分を短冊切りにして、塩でもむ。
②よぶんな水気を絞り、酢、砂糖、ラー油で和える。

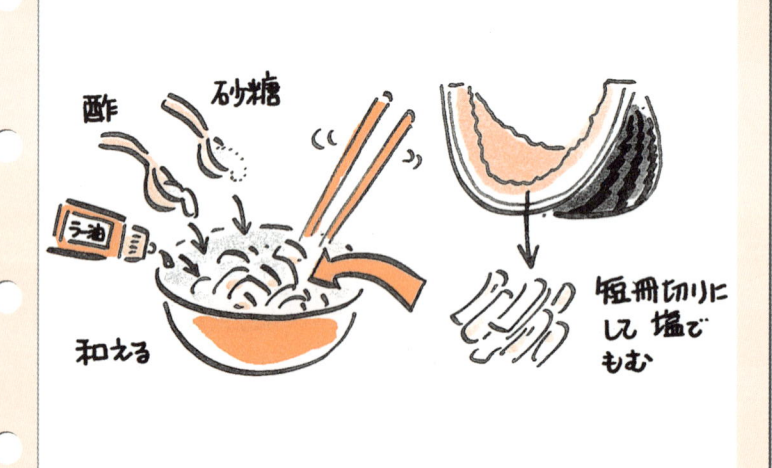

秋におすすめの薬膳料理

梨の蜜煮

●材料：４人分

梨（大）１こ、ハチミツ大さじ２

●つくり方

①梨の皮と芯をとりのぞき、一口大に切る

②梨にハチミツをかけ、15分間蒸す。

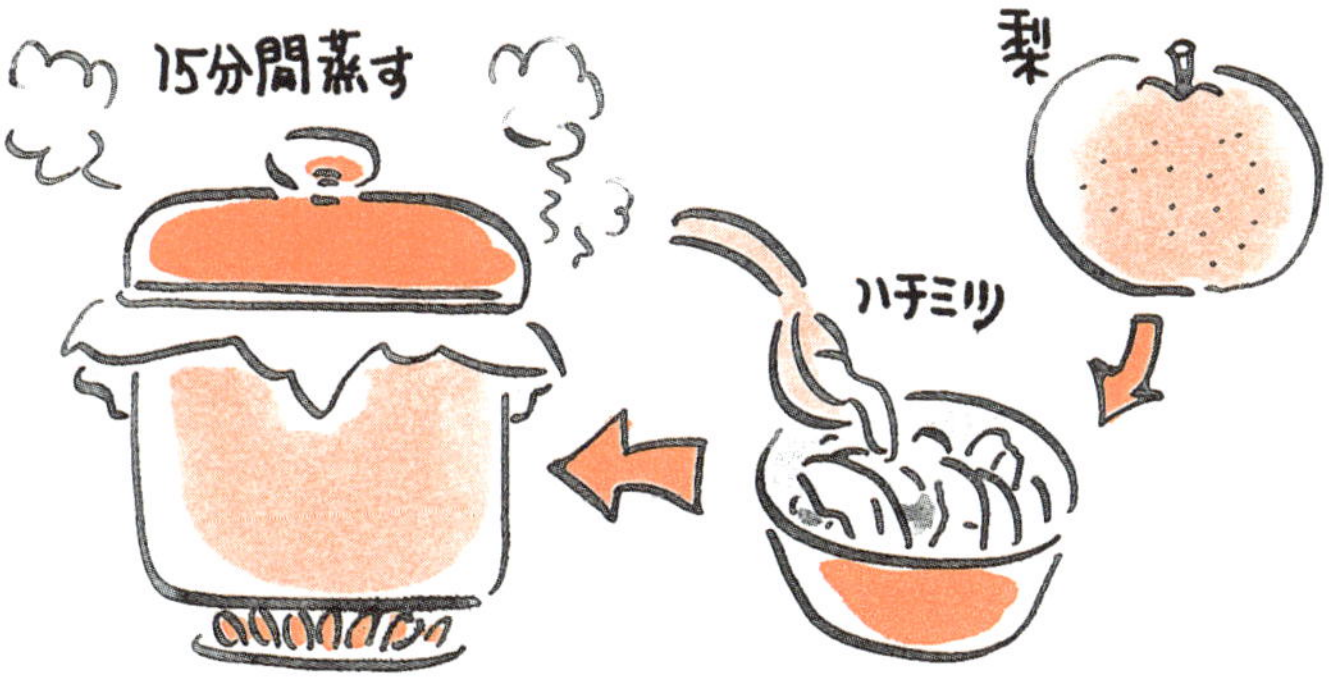

冬におすすめの薬膳料理

ラム肉の婦宝《ふほう》煮

材料：４人分

ラム肉300ｇ～500ｇ、ニンジン１本、白ネギ1/2本、生姜（しょうが）10ｇ、婦宝当帰膠（ふほうとうきこう）20～30cc
しょうゆ・砂糖・塩・料理酒（赤ワインでも可）── 適宜

つくり方

①ラムブロックをニンジン１本と一緒に５分ほど煮て臭みをとる。
②土鍋に一口大に切ったラム肉、みじん切りのネギと生姜、しょうゆ、砂糖、塩、赤ワイン、婦宝当帰膠を加えて、肉がトロトロに軟らかくなるまで弱火で煮る。フランスパンを添えて。

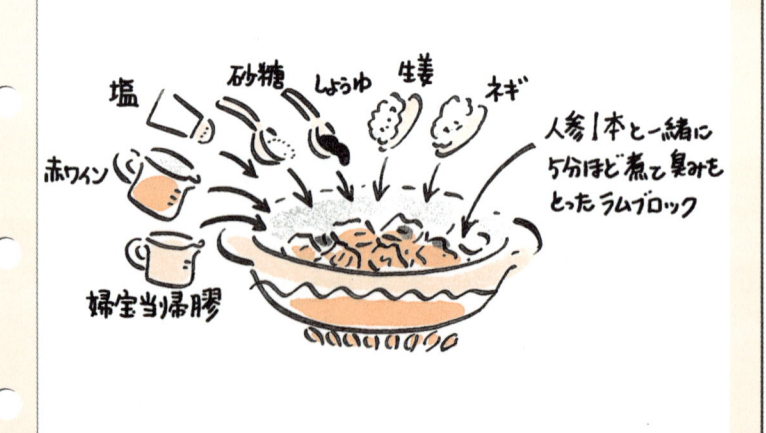

Part 3

あなたの体質と賢い生活術

中医師
劉《りゅう》 暁非《ぎょうひ》

自分の体質傾向を知るために

毎日を元気に暮らすためには、自分の体質を知り、からだに見合った生活を送ることが重要です。

からだに見合った生活が大切

人には、それぞれ持って生まれた体質があります。その一方で、後天的につくられる体質もあります。

先天的な体質は変えることはできませんが、からだに見合った生活を送ることで、もともともっている弱点を補い、丈夫で元気なからだにすることも可能です。

食生活のうえで、季節や気候に合わせた食べ方と同じくらい大切なのが、個々の体質や体調に合わせた＊食養生《しょくようじょう》法です。

体質は人によって異なるため、ある人のからだにとっていいものが、また別の人にいいとはかぎらないのです。

では、現代女性に多い体質傾向とその食生活術を具体的に紹介していきたいと思いますが、からだに合った食べ方をするためには、まずは自分の体質傾向を知ることが大切です。

中医学《ちゅういがく》には、次のような体質分類があります。

食養生法（しょくようじょうほう）

食物を使った養生法。養生とは、健康を維持し、病気を予防するという意味。

食物にはそれぞれの性質があり、料理法やつけ合わせの種類によって効果が異なるため、季節や性別、年齢などに合わせておこなう必要があります。

また、病気の治療の場合は食療（しょくりょう）という方法がとられ、食物と薬を合わせておこなうこともあります。（P26参照）

中医学でみる体質タイプ　あなたの体質は？

症状	あなたの体質タイプ
● 血色が悪い ● 肌や髪のつやがない ● 爪がもろい ● めまいやたちくらみがある	血が不足しがちな 「**血虚**（けっきょ）」タイプ 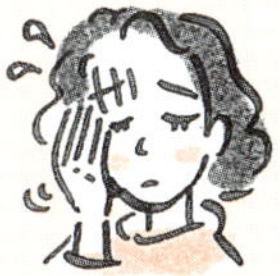
● 肩こりや頭痛がひどい ● 顔色がどす黒く、目の下にクマがある ● 月経痛がひどい	血のめぐりが悪い 「**瘀血**（おけつ）」タイプ 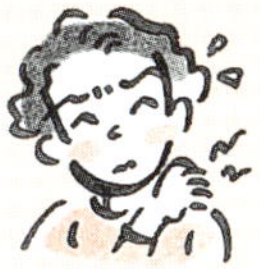
● 疲れやすい ● 元気がない ● 少し動いただけで汗が出る ● 食が細い ● 朝なかなか起きられない	エネルギーが不足している 「**気虚**（ききょ）」タイプ 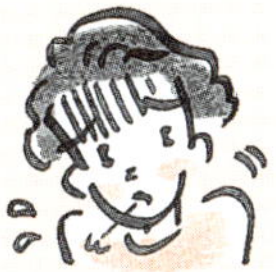
● ゆううつ感がある ● イライラする ● ストレスに弱い ● 脇やおなかが張ったように痛む ● 月経前になるとイライラする	気のめぐりが悪い 「**気滞**（きたい）」タイプ 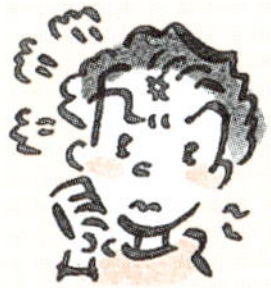
● のどがかわく ● 寝汗をかく ● 手のひらや足の裏がほてる ● 肌が乾燥しやすい	からだの潤いが不足している 「**陰虚**（いんきょ）」タイプ 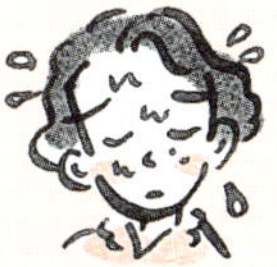
● 寒がり ● 手足がいつも冷たい ● 下半身が冷えやすい ● 顔が青白い	冷えがある 「**陽虚**（ようきょ）」タイプ 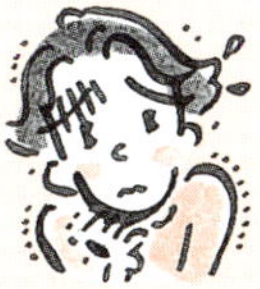
● ふとりやすい ● いつも眠い ● からだが重くだるい ● 口が粘る ● むくみやすい	よぶんな水分がたまっている 「**痰湿**（たんしつ）」タイプ 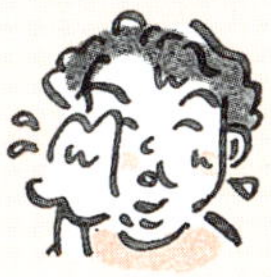

【血虚《けっきょ》タイプ】

血の不足を予防し、改善するには、バランスよくなんでも食べるのが大切です。

血虚タイプの症状

日本の若い女性に多いのが、「*血《けつ》」が不足した「血虚《けっきょ》」タイプの人です。

血が不足すると、血色が悪く、肌や髪のつやがなくなり、爪ももろくなります。また、貧血や立ちくらみなどの症状もあらわれます。

*原因はさまざまですが、若い女性に多いのは、偏食や無理なダイエットがひき金となるケースです。

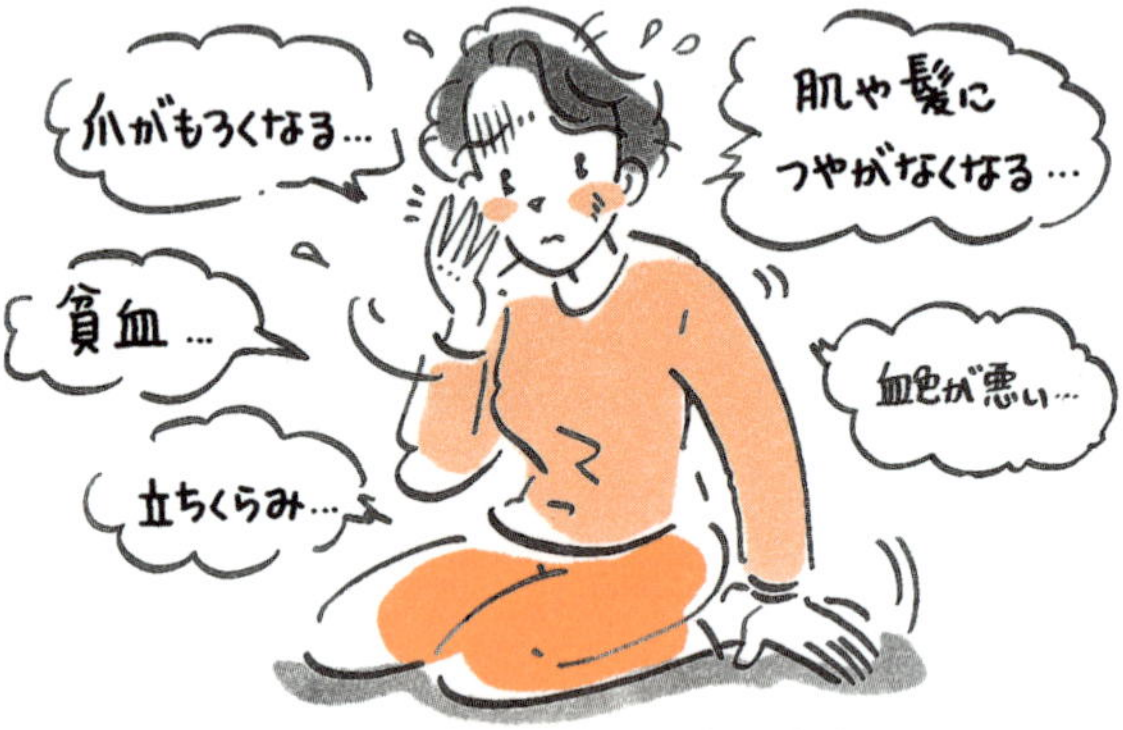

爪がもろくなる…
肌や髪につやがなくなる…
貧血…
血色が悪い…
立ちくらみ…

血が不足した血虚の症状

血(けつ)

からだにたくわえられている栄養物のこと。西洋医学でいう血液と一致する面もあり、血は常に気と一緒にからだの中をめぐり、五臓やその他の組織に栄養を与えています。(P20参照)

血虚(けっきょ)の原因

不規則な食習慣や偏食は、胃腸の消化吸収機能を低下させるため、無理なダイエットをおこなうと、血となる栄養分が充分に摂取されず、血虚の原因となります。

また、出産後や、長く内臓出血が続いている場合も考えられます。

無理なダイエットが血の不足をまねく

私が日本に来ておどろいたのは、やせたい一心で、リンゴやヨーグルトしか食べないという女性がたくさんいることでした。

たしかに、摂取カロリーをおさえればやせられることでしょう。でも、それがはたしてダイエットに成功したことになるでしょうか。

私からみると、日本の女性はダイエットに関してちょっと考えちがいをしているような気がします。脂肪を十分に燃やすためには、内臓のはたらきをしっかりとさせて、代謝を活発にさせ、筋力もつけなくてはいけません。そのためには、からだに必要なものをきちんと食べることが大切です。

かたよった食生活による影響は、単なる血の不足だけにとどまりません。内臓や皮膚、筋肉などの組織にも影響を与えて、*さまざまな病気をつくり出すもととなってしまいます。

血の不足を改善するための食生活術

では、血の不足を予防し、改善するためには、どんな食生活が必要なのでしょうか。基本は、やはりバランスよくなんでも食べることです。

そのうえで、血を補う作用をもつクコの実、黒ゴマ、黒砂糖、ほうれん草、小松菜、ニンジン、ナス（皮のまま）、レバー、鶏肉、小豆《あずき》、*金針菜《きんしんさい》などを適

さまざまな病気

血虚の状態になると、肌に潤いやつやがない、髪の毛が細くなり抜けやすい、爪がもろい、目がかすむ、立ちくらみがする、手足がしびれるなどの症状があらわれます。

また、ホルモンのバランスが崩れやすく、女性の場合は生理不順、無月経などになりやすくなります。

金針菜（きんしさい）

ユリ科の植物の花を乾燥させたもの。血や水分のめぐりをよくする作用があります。

一般的に、水でもどしたものを炒めものやめん類の具などに用いますが、イライラしたり、尿の出が悪いときなどは、スープにして飲むのがおすすめです。

度にとりいれることが大切です。

なお、血虚の治療には、血を補う作用の強い「当帰《とうき》」という生薬がよく用いられます。

日本で手に入りやすいのは、「*婦宝《ふほう》当帰膠《とうきこう》」というシロップ剤です。甘くてクセも強くないので、紅茶などにお砂糖がわりに入れて飲む、といった使い方もできます。

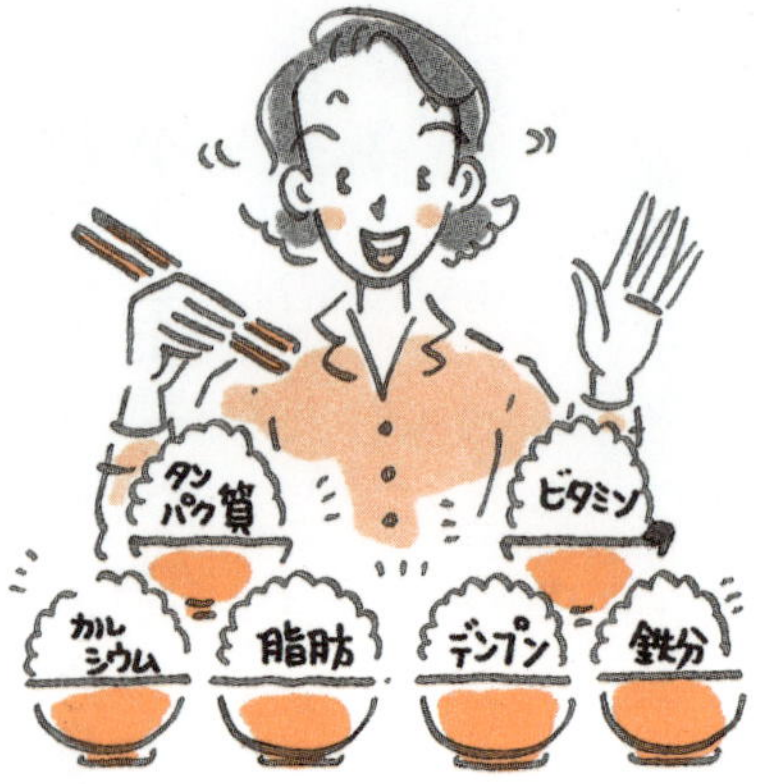

血の不足を予防し、改善するためには、バランスよくなんでも食べることが大切

血虚タイプの人におすすめの食材

●血の不足を補うもの

クコの実　黒ゴマ
黒砂糖　ほうれん草　小松菜
ニンジン　ナス（皮のまま）
レバー　鶏肉　小豆
金針菜

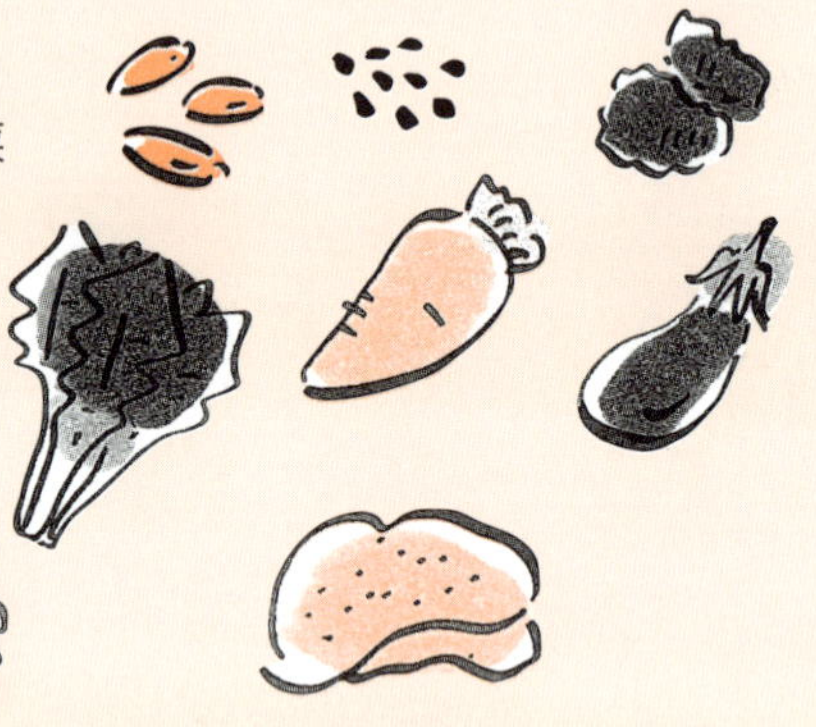

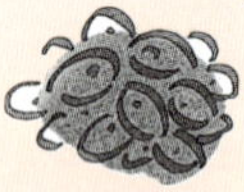

婦宝当帰膠（ふほうとうきこう）

血をふやし、子宮の機能も高める作用のある当帰という生薬が成分の約7割を占めている甘いシロップ状の薬で、血の不足から起こる、貧血、冷え性、生理痛、生理不順、不妊症などに用いられます。

そのほか、更年期障害による頭痛、肩こり、めまいなどの症状にも効果的です。

【瘀《お》血《けつ》タイプ】

血のめぐりをよくするためには、冷えやストレスを寄せつけない工夫が必要です。

瘀血タイプの症状

月経という出血を毎月くりかえしている女性は、男性にくらべるとどうしても「血《けつ》」が不足しがちです。そのうえ、血の不足は、よどんだ川がサラサラと流れないのと同じように、血のめぐりを悪くする原因にもなります。

血のめぐりが悪い状態を、中医学《ちゅういがく》では「瘀血《おけつ》」といいます。瘀血があると、肩こりや頭痛、顔色がどす黒くなり目の下にクマができる、月経痛といった症状があらわれやすくなります。

この状態を放っておくと、*子宮内膜《しきゅうないまく》

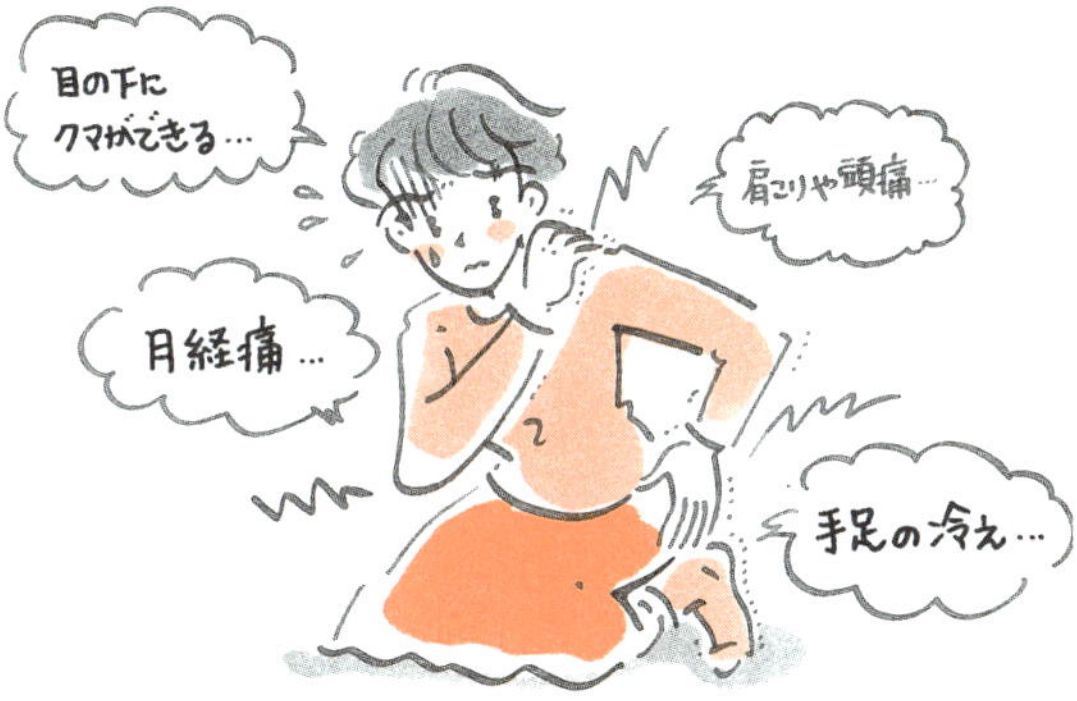
目の下にクマができる…
肩こりや頭痛…
月経痛…
手足の冷え…

血のめぐりが悪い瘀血の症状

子宮内膜症（しきゅうないまくしょう）や子宮筋腫（しきゅうきんしゅ）など

子宮内膜症とは、子宮内膜に似た組織が子宮腔以外の場所に増殖する病気。

症状としては、毎月強い月経痛があるほか、排便痛、性交痛などがあげられます。悪化すると、下血、血尿、大腿部のしびれなどの症状が出てくることもあります。

子宮筋腫は、子宮内にできる良性の腫瘍のこと。症状としては月経過多がみられ、大量の出血のために貧血の原因になりやすく、筋腫が大きくなると、まわりの臓器〈膀胱（ぼうこう）や直腸〉を圧迫し、頻尿や排便障害をひき起こすこともあります。

症《しょう》や子宮筋腫《しきゅうきんしゅ》など、さまざまな婦人病の原因になったり、妊娠や出産、更年期などに影響が出る可能性が高いので決して軽くみるべきではありません。

冷えを予防し、血のめぐりをととのえる

血のめぐりをよくして瘀血をなくし、さまざまな病気からからだを守るためには、まずは、生活の中から原因をとりのぞくことが大切です。ストレスや冷えは、瘀血をまねく直接の原因となりますので、できるだけよせつけない工夫をしてください。

また、血の不足がある場合は、前項を参照に生活を改善していきましょう。

なお、血の不足や滞りを改善するには、「当帰《とうき》」という生薬《しょうやく》がとても有効です。当帰は、血を補うとともに、血のめぐりをよくする「活血《かっけつ》作用」もあるため、血虚《けっきょ》と瘀血《おけつ》のどちらにも使うことができるのです。

また、*田七人参《でんしちにんじん》も血をめぐらせる作用にすぐれています。

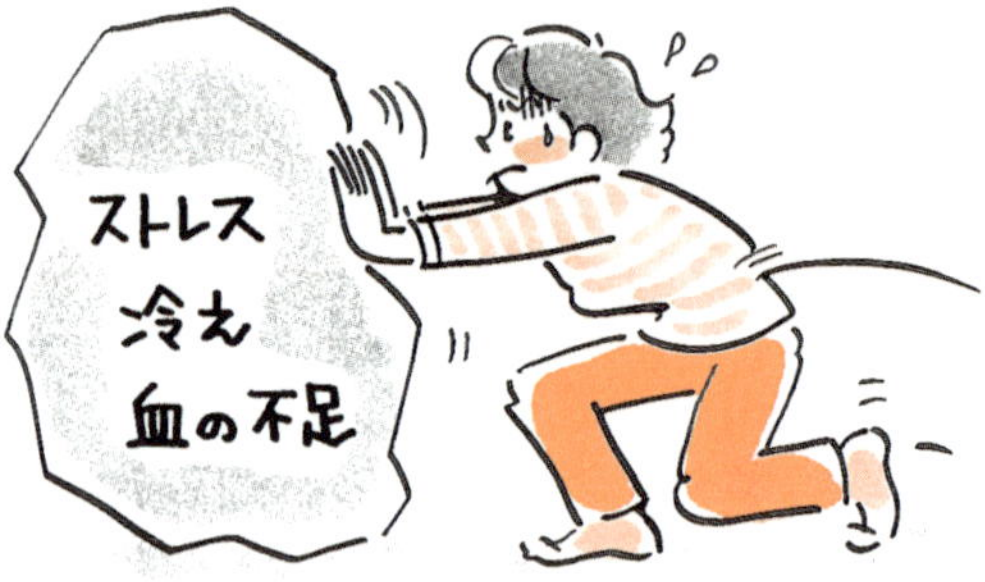

瘀血を予防、改善するには、生活の中から原因をとりのぞくことが大切

田七人参（でんしちにんじん）

ウコギ科のデンシチニンジンの根。薬用人参の一種で、主な生産地は中国雲南省。

血の流れをよくするとともに止血作用もあり、鎮痛剤として頭痛や生理痛に使用されるほか、打ち身、切り傷、鼻血などにも効果があります。

「田七人参茶」として、顆粒状のお茶が市販されています。

血のめぐりをよくする食生活術

このような体質傾向の人は、サバやイワシなどの青魚や、ニンニク、ラッキョウ、タマネギ、トマト、ベニバナ、サフランなど、活血作用をもつ食べものを食生活にとりいれるようにするといいでしょう。

また、お酒にも血をめぐらせる作用がありますが、飲みすぎるとかえって血を滞らせる原因になりますので、少量にとどめることが大切です。

なお、このタイプは冷えによって症状が悪化することが多いため、寒い季節や夏の冷房には十分注意してください。

瘀血タイプの人におすすめの食材

●血のめぐりをよくするもの

サバ　イワシ　ニンニク
ラッキョウ　タマネギ
トマト　ベニバナ　サフラン

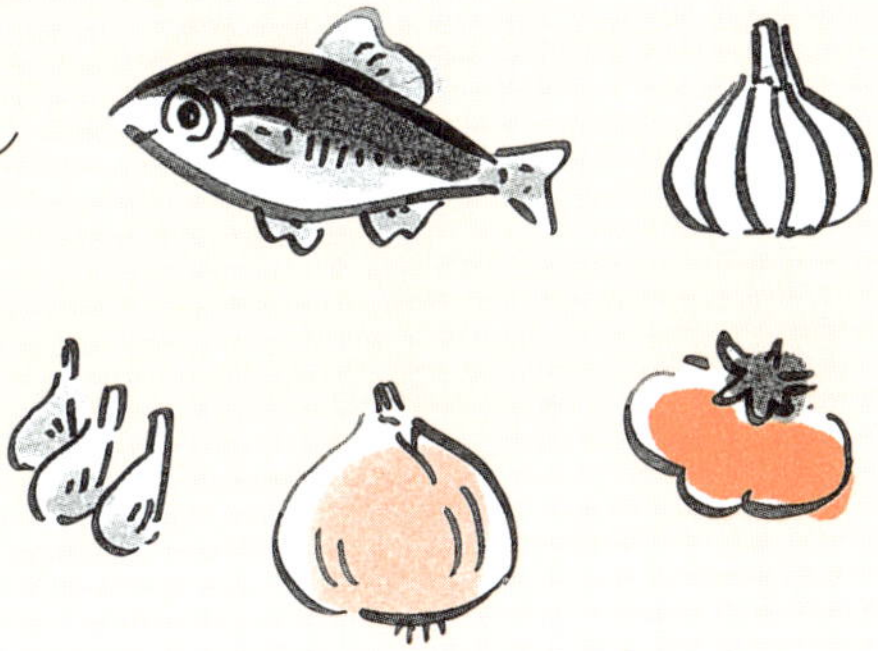

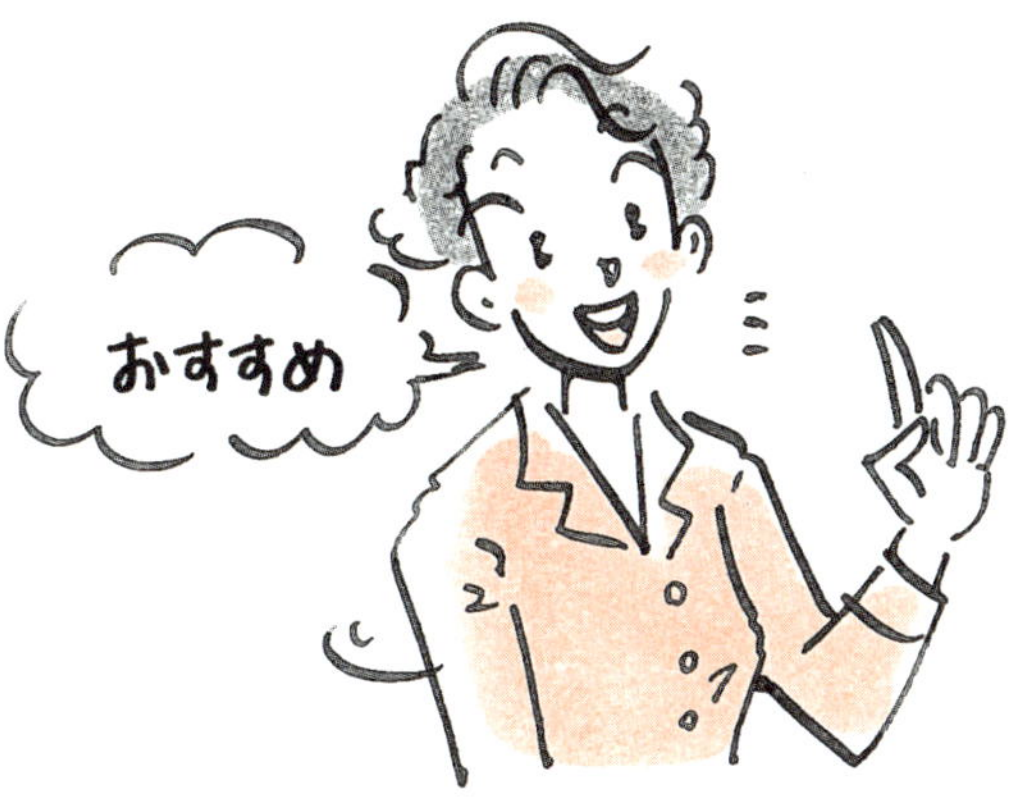

【気虚《ききょ》タイプ】

過労を避け、胃腸に負担をかけない生活を送りましょう。

気虚タイプの症状

胃腸が弱い人や、過労ぎみの人に多く見られるのが、からだに必要なエネルギーである「気*」が不足したタイプです。

だるい、つかれやすい、元気がない、少し動いただけで汗が出る、食が細い、朝なかなか起きられない、食べるとすぐに眠くなるといった症状があります。

気が不足している人は、まず、過労

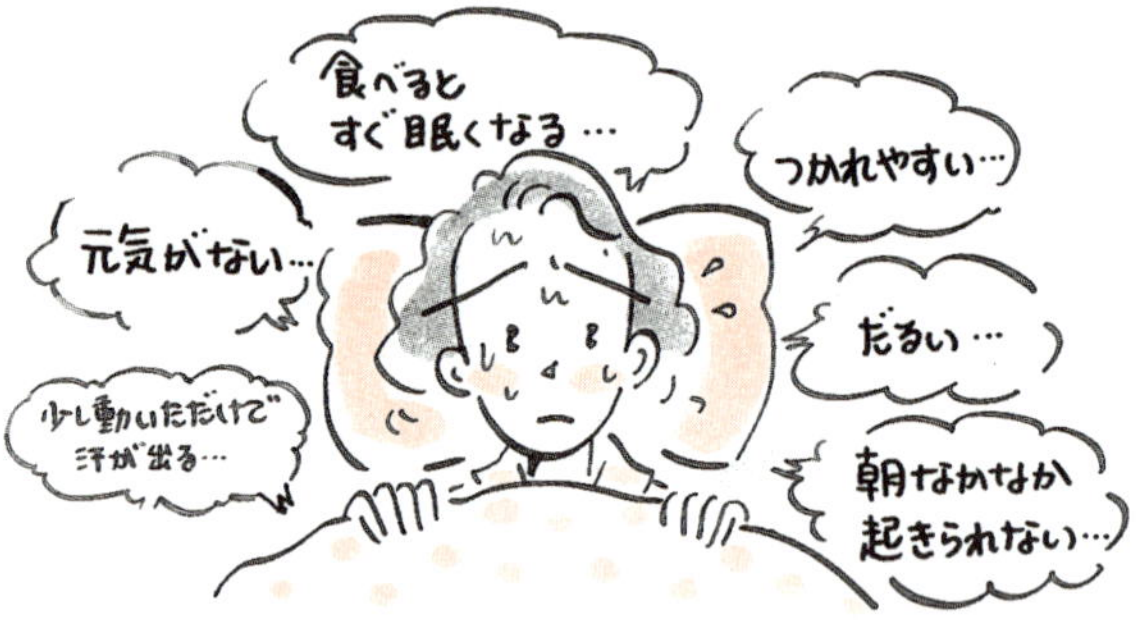

食べると
すぐ眠くなる…
つかれやすい…
元気がない…
だるい…
少し動いただけで
汗が出る…
朝なかなか
起きられない…

エネルギーが不足した気虚の症状

気 体内を流れている生命活動のエネルギー源のこと。体温やからだの生理機能を正常に保ち、外部から病気の原因となる物質の侵入を防いでいます。(P20参照)

を避けて、できるだけ気を消耗しないようにすることが大切です。

　夜ふかしや睡眠不足にも気をつけなくてはいけません。気が体内でもっとも効率よく生成されるのは、夜、眠っているときです。そのため、遅くまで起きていたり、眠る時間が少なかったりすると、十分にエネルギーを回復することができなくなってしまうのです。

　また、暴飲暴食で消化器の機能を低下させることも、気虚の原因になります。というのも、食べたり飲んだりしたものを、気というエネルギーに変えるのは、ほかならぬ消化器だからです。

　特に、もともと胃腸が弱い人は、自分の胃腸のキャパシティを見きわめて、からだに見合った食生活を送るようにしたいものです。

気の不足を補う食生活術

　気を補う食べものには、米、豚肉、鶏肉、卵、ヤマイモ、ジャガイモ、豆腐などがあります。

　なお、これらの食べものを毎日適度にとることは大切ですが、「からだにいいから」と食べすぎると、胃腸に負担をかけてますます気の不足がすすむことにもなりますので、常に腹八分を心がけるようにしてください。

　なお、気虚には、長く煮る調理法がよいとされています。煮物やスープ、おかゆなどを中心にするとよいでしょう。また「*補中益気湯《ほちゅうえっきとう》」などの中成薬《ちゅうせいやく》もおすすめです。

補中益気湯（ほちゅうえっきとう）

　弱った胃腸をととのえる作用のある人参（にんじん）、黄耆（おうぎ）、白朮（びゃくじゅつ）、気をめぐらせる作用のある陳皮（ちんぴ）などの生薬を配合した処方。

　虚弱体質の人や、疲れがたまっているとき、病後の疲労回復など、からだの防衛力を強くするときに使用します。

気虚タイプの人におすすめの食材

●気の不足を補うもの

米　豚肉　鶏肉　卵
ヤマイモ　ジャガイモ
豆腐

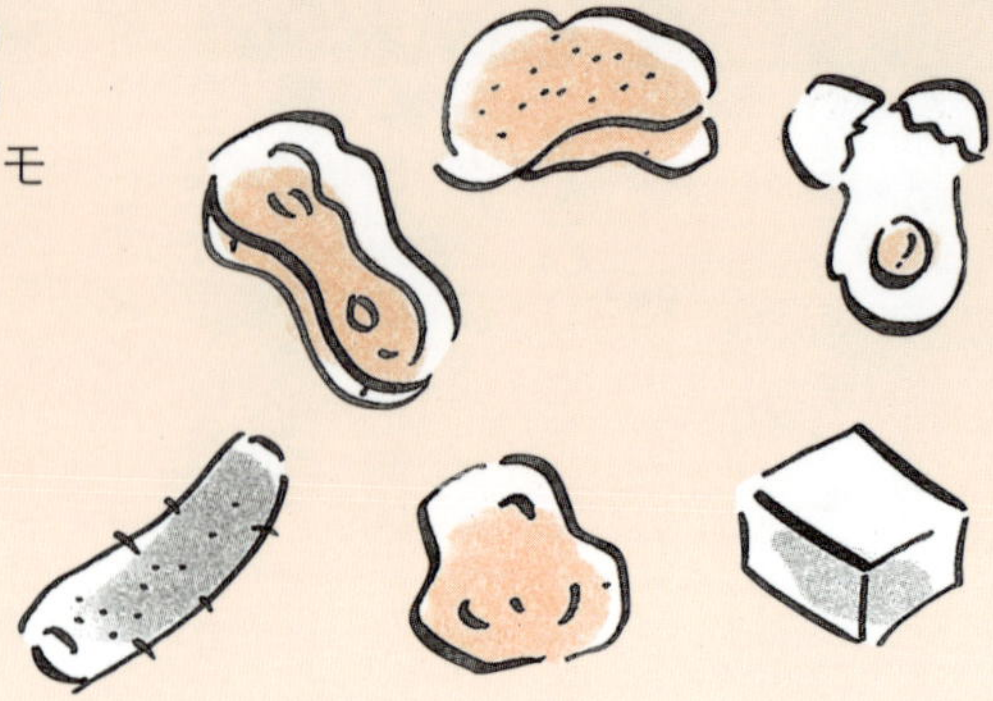

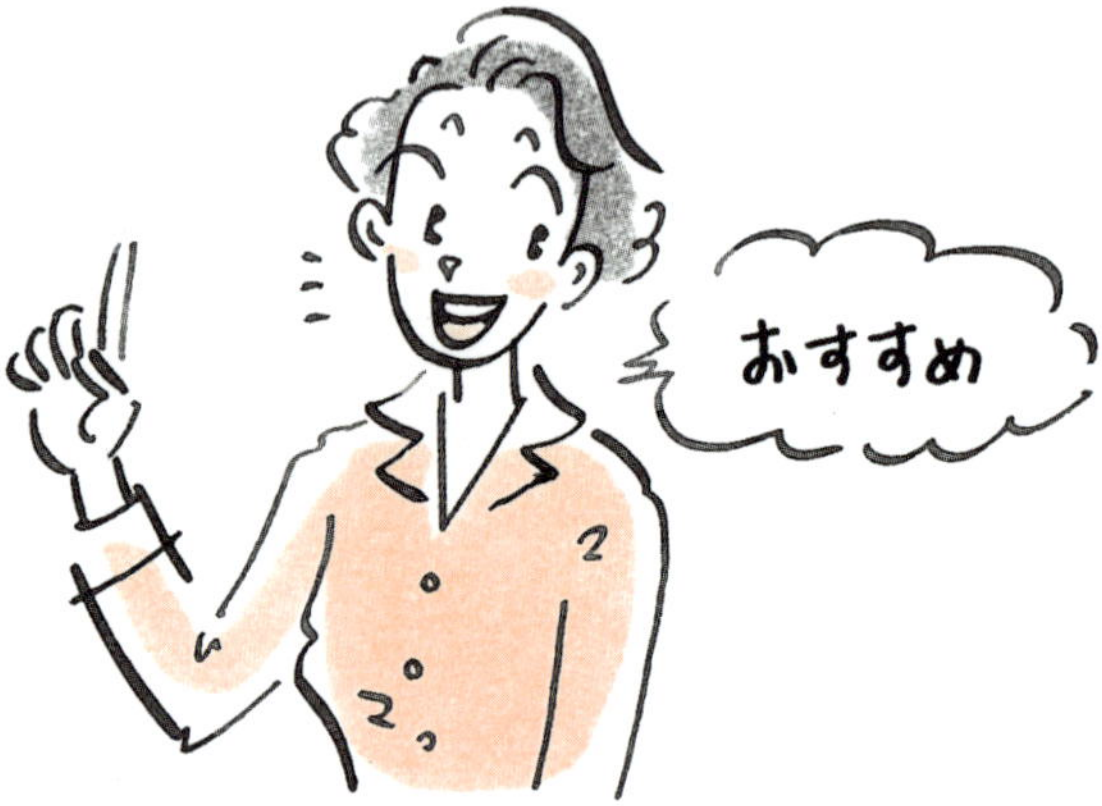

【気滞《きたい》タイプ】

香りがよく、
気をめぐらせる作用のある
食材をとりましょう。

気滞タイプの症状

ストレス過多の生活を送っていると、「気」の流れが滞って、ゆううつ感、イライラ、情緒不安定などの症状があらわれるようになります。

また、ストレスに弱い、脇やおなかが張ったように痛む、月経前になるとイライラしたり、胸が張って痛む、などといった症状をともなうこともあります。

気のめぐりをよくする食生活術

気の滞りには、紫蘇《しそ》、三つ葉、春菊、セロリ、陳皮《ちんぴ》*（ミカンの皮を乾燥させたもの）、スパイス類など、香りがよく、気をめぐらせる作用があるものがおすすめです。

なお、春は、精神症状を悪化させやすい季節なので、気滞タイプの人は特に注意が必要です。

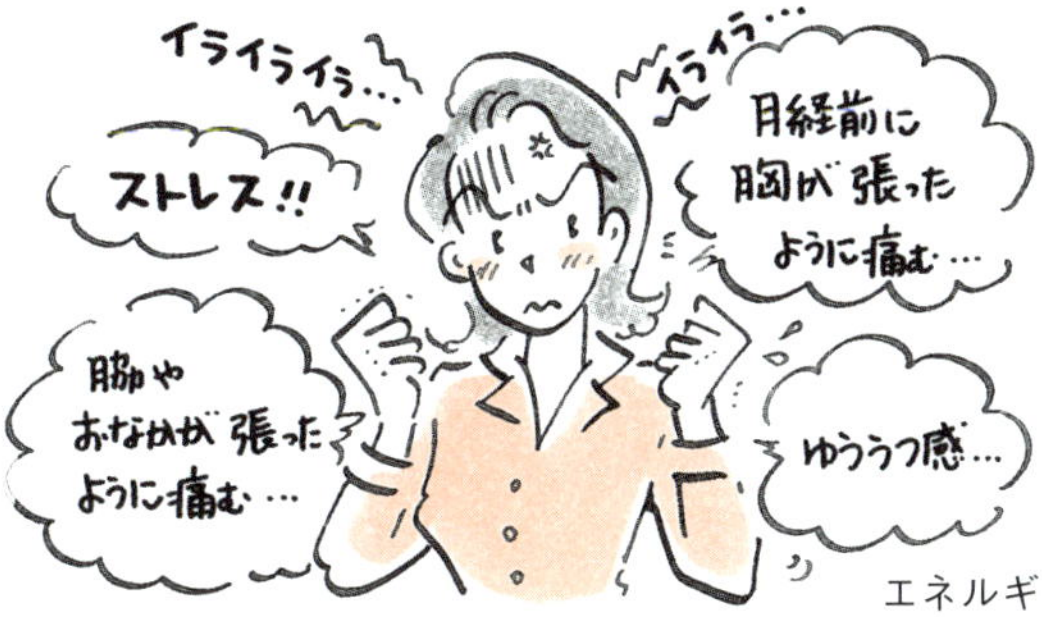
イライライラ…
イライラ…
ストレス!!
月経前に
胸が張った
ように痛む…
脇や
おなかが張った
ように痛む…
ゆううつ感…

エネルギーのめぐりが悪い気滞の症状

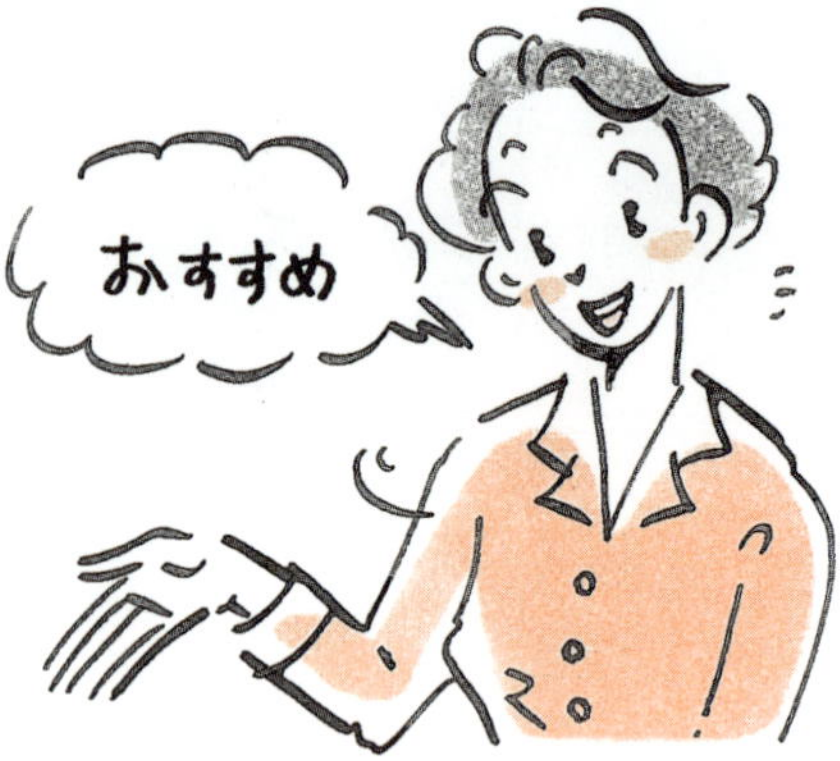

気滞タイプの人におすすめの食材

●気の滞りをなくし、めぐりをよくするもの
紫蘇　三つ葉　春菊
セロリ　陳皮（みかんの皮を乾燥させたもの）
スパイス類

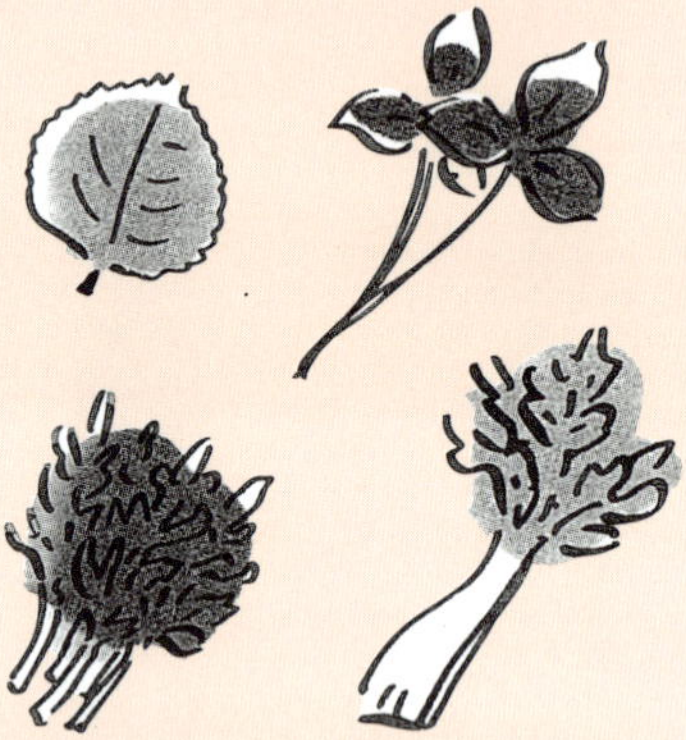

陳皮（ちんぴ）

温州みかんの皮を乾燥させたもの。気の流れをよくし、胃腸のはたらきを活発にします。

生薬として漢方薬局でも市販されていますが、家で簡単につくることもできます。その場合には、無農薬のみかんを使用してください。

◇つくり方

みかんの皮を水でよく洗い、陰干しして、カラカラに乾燥させる。使うときはぬるま湯でもどす。

【陰虚《いんきょ》タイプ】

胃腸のはたらきをしっかりさせ、からだに必要な潤いを補給する食生活を心がけましょう。

陰虚タイプの症状

からだに必要な潤いが不足していると、のどがかわく、寝汗をかく、手のひらや足の裏がほてる、肌が乾燥する、といった症状があらわれるようになります。

心身ともに過労ぎみの人や、糖尿病を患っている人に多くみられます。また、加齢もからだが潤い不足になる要因のひとつです。

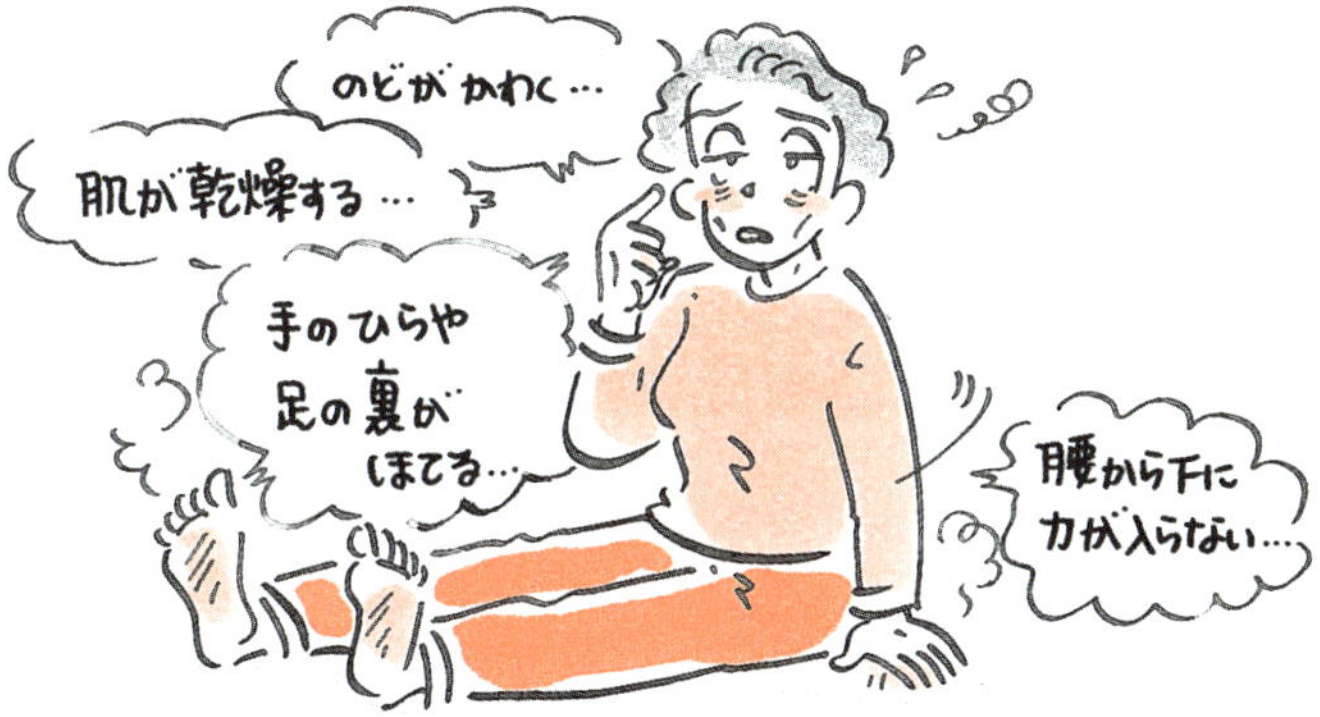

のどが かわく…
肌が乾燥する…
手のひらや
足の裏が
ほてる…
腰から下に
力が入らない…

潤いが不足している陰虚の症状

陰

陰陽説では、乾燥した状態を陽、それに対して湿った状態を陰としています。

からだに潤いを与えているのは陰のはたらきであり、それが不足すると、乾燥した熱性の症状があらわれます。（P14参照）

潤いを補給する食生活術

このタイプの人は、空気が乾燥しはじめる秋に弱く、のどや気管の粘膜が乾燥して風邪をひきやすかったり、空咳がいつまでも残ったりすることが多いようです。夏の終わりごろから、新鮮な野菜や果物で潤い補給をするよう心がけましょう。

このほか、梨、柿、百合根《ゆりね》、クコの実、白キクラゲ、ハチミツ、ゴマなど、からだを潤す作用をもった食材も適度に食生活にとりいれましょう。ヤマイモやオクラなどもおすすめです。

なお、からだの潤いを奪う、とうがらしなどの香辛料は決して食べすぎないよう気をつけてください。

陰虚タイプの人におすすめの食材

●**からだを潤すもの**

梨　柿　百合根
クコの実　白キクラゲ
ハチミツ　ゴマ
ヤマイモ　オクラ

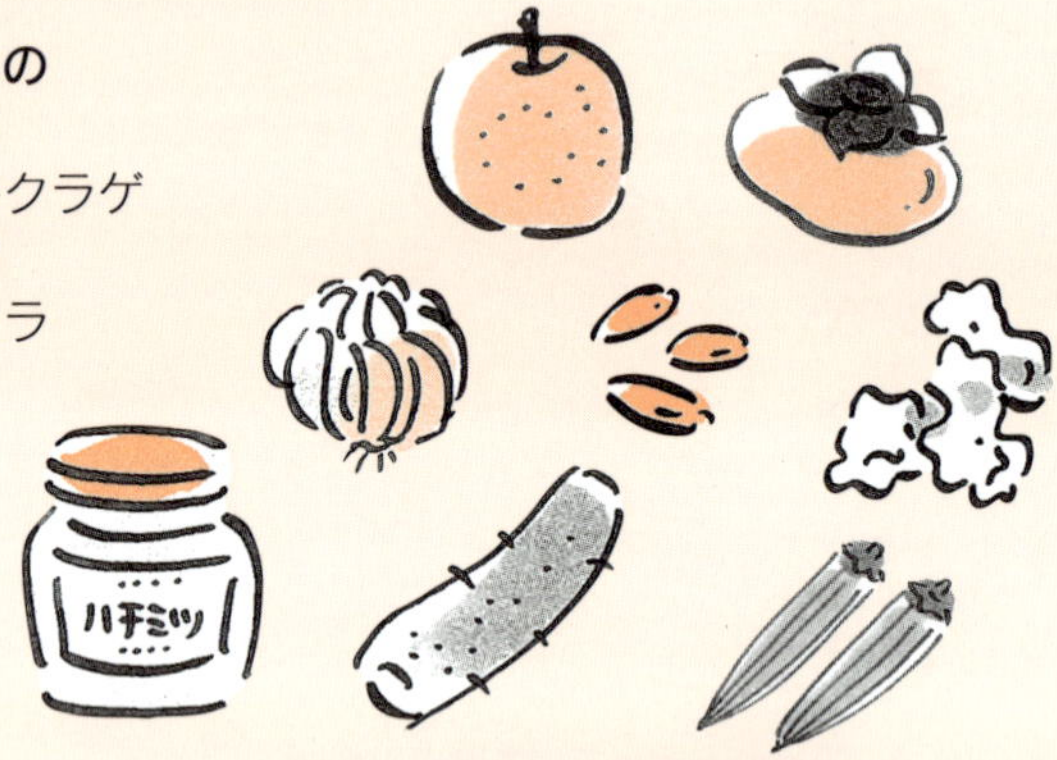

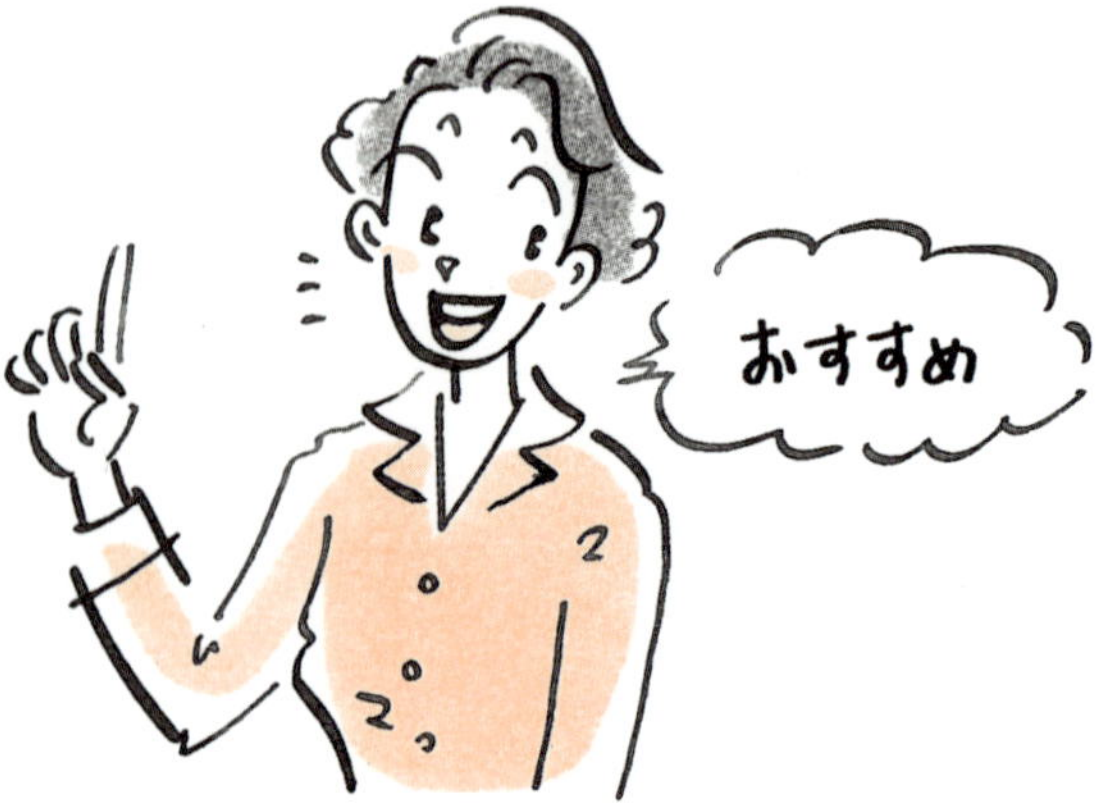

【陽虚《ようきょ》タイプ】

冷えをよせつけない
生活を心がけましょう

陽虚タイプの症状

寒がりで手足がいつも冷たい、下半身が冷えやすいといった症状になやむ女性はとても多いようです。

この「陽虚《*ようきょ》」タイプは、生活習慣と大きな関わりがありますので、冷たい飲食物のとりすぎ、薄着、夏の冷房などには十分注意するようにしてください。

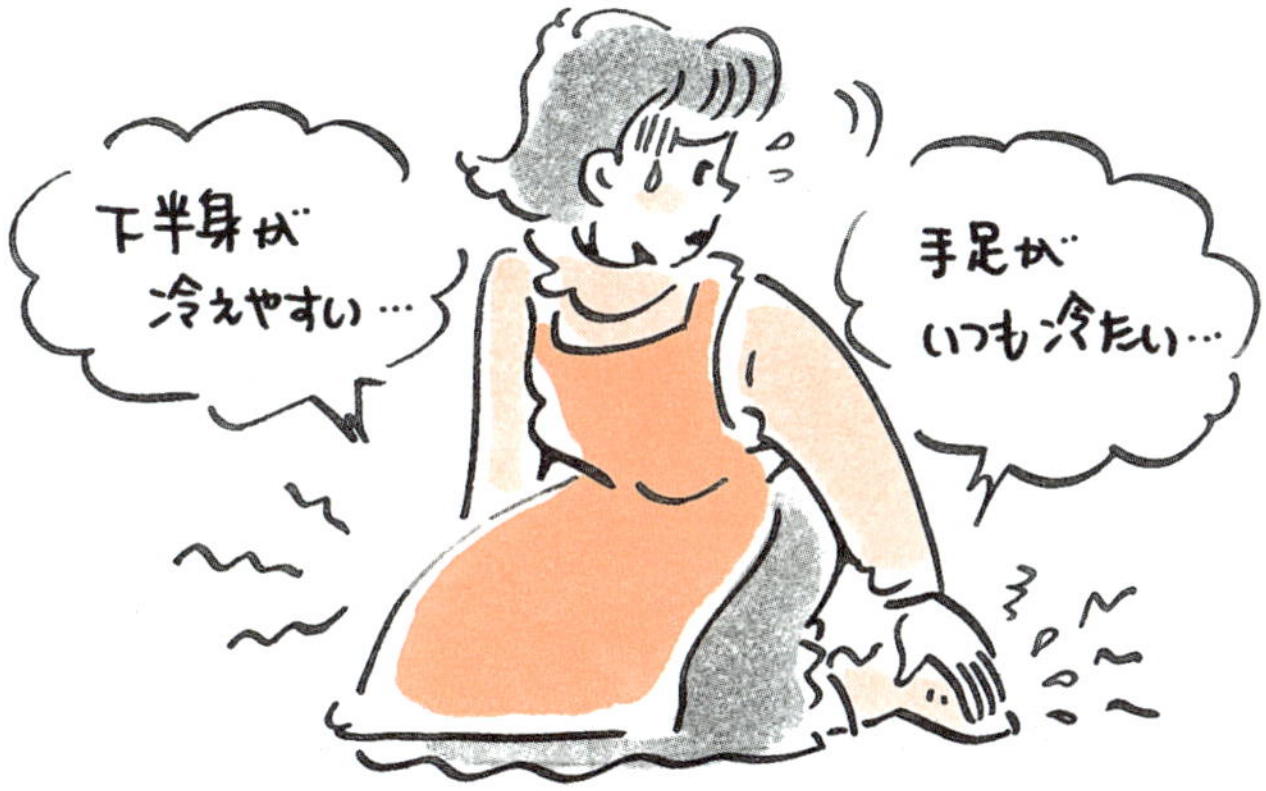

冷えがある陽虚の症状

陽
陰陽説では、温かい状態を陽、寒い状態を陰としています。
正常な体温を保っているのは陽のはたらきであり、それが不足すると、手足が冷たくなるなど、冷えの症状があらわれます。
（P14参照）

からだを温める食生活術

冷えを改善するためには、からだを温める原動力である「陽気《ようき》」を養うエビ、羊肉、牛肉、生姜《しょうが》、ネギ、ニンニクなどを上手に食生活にとりいれるといいでしょう。

また、季節の陽気を利用する方法として、春や夏にからだを温める羊肉のスープや鍋料理を食べるという方法もあります。

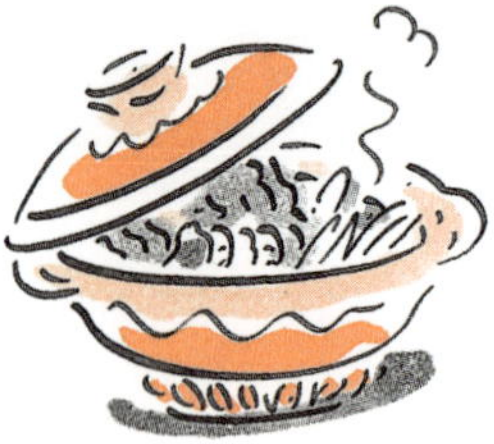

陽虚タイプの人におすすめの食材

●冷え性を改善するもの

エビ　羊肉　牛肉
生姜　ネギ　ニンニク

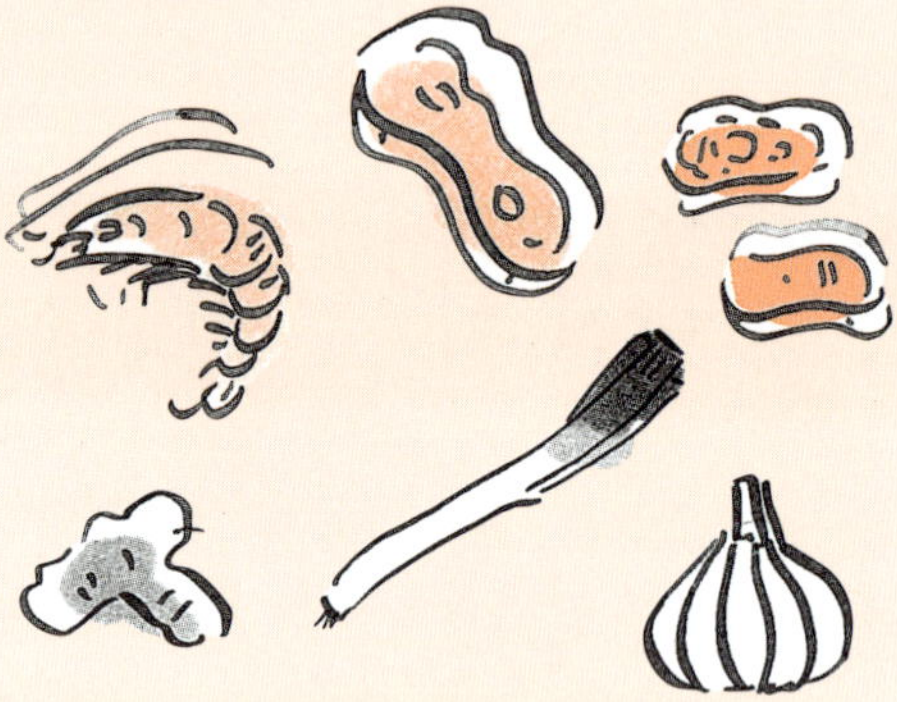

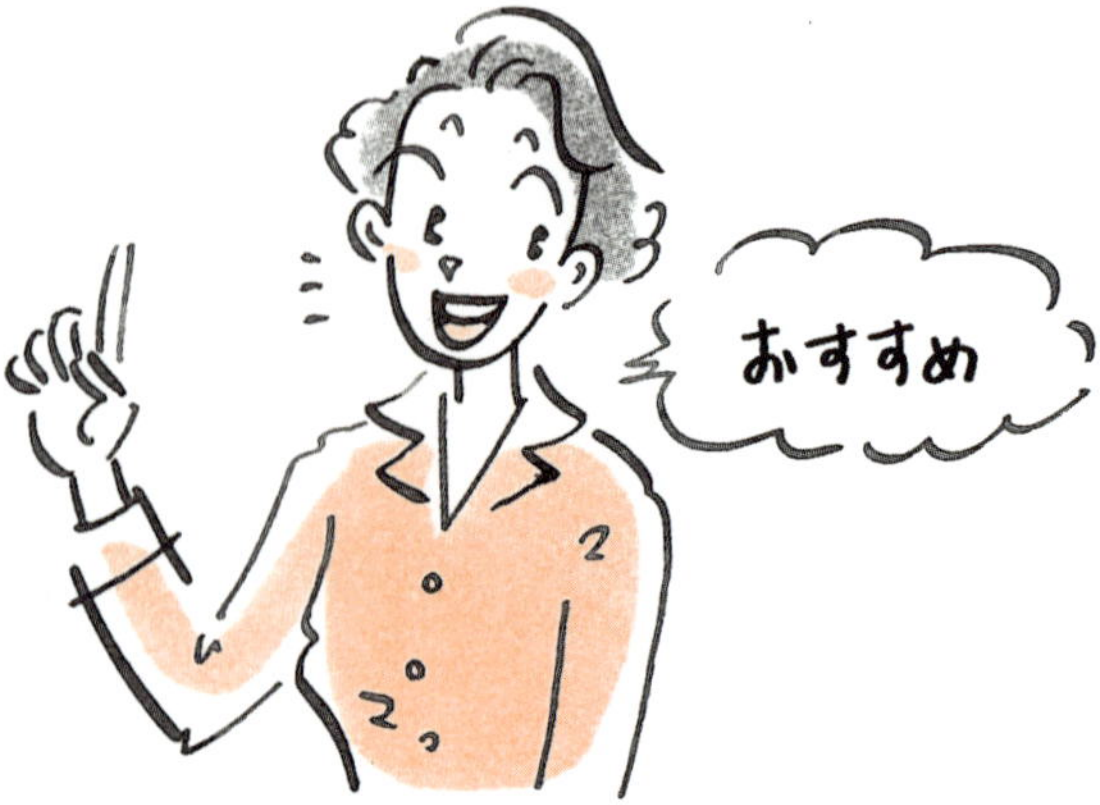

【痰湿《たんしつ》タイプ】

からだの中のよぶんな水分を追い出し、胃腸のはたらきをしっかりさせるのが大切です。

痰湿タイプの症状

不摂生な食生活を送っている人や、また、胃腸のはたらきが弱い人に多いのが、よぶんな水分である「痰湿《たんしつ》*」がからだの中にたまっているという状態です。

ふとりやすい、いつも眠い、からだが重くだるい、口が粘る、むくみやすい、といった症状があります。

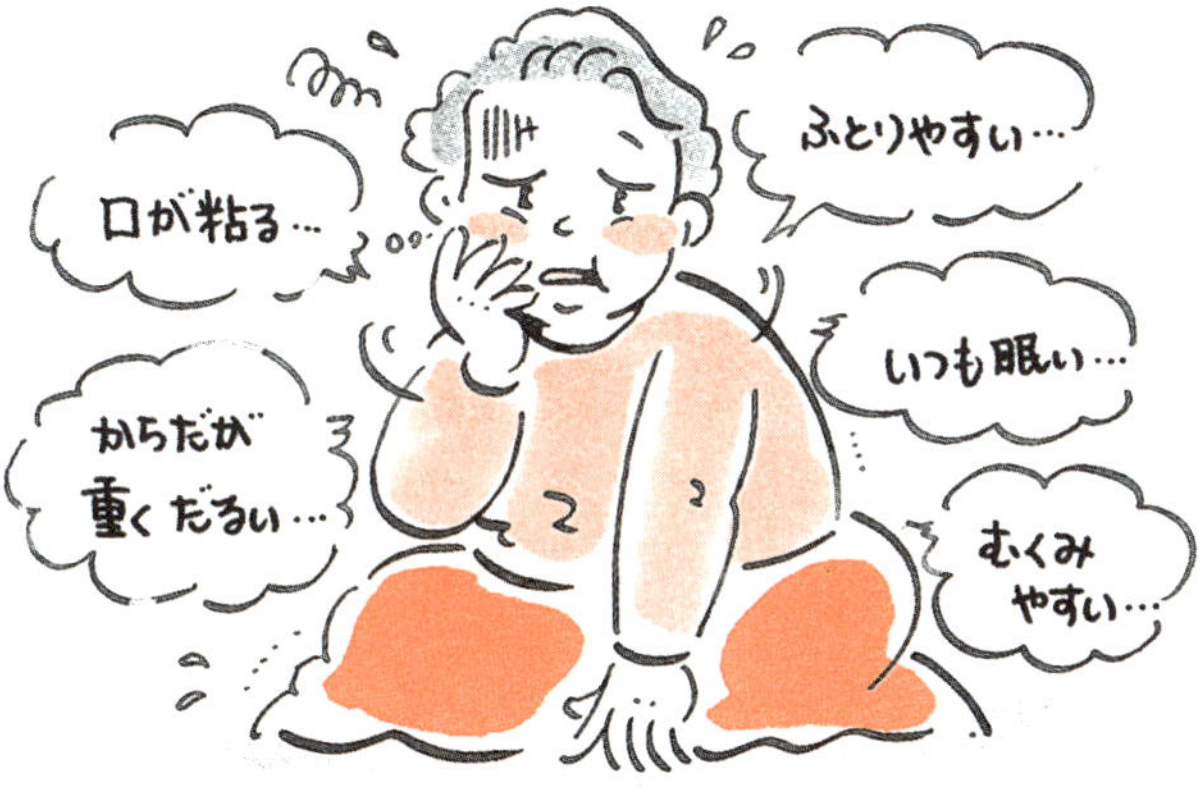
口が粘る…
ふとりやすい…
いつも眠い…
からだが重くだるい…
むくみやすい…

からだの中によぶんな水分がたまっている痰湿の症状

痰湿（たんしつ）

からだにたまったよぶんな水分が変化してできる、病理物質。

重く粘りけのある性質で、痰湿による症状が出た場合、長引くのが特徴です。

冷たい清涼飲料水など水分のとりすぎは、痰湿を生む原因となります。

また、梅雨など、湿気の多い気候も発症の一因です。（P23参照）

からだの中のよぶんな水分を追い出す食生活術

このタイプは、からだの中のよぶんな水分を追い出すとともに、胃腸のはたらきをしっかりさせるのが大切です。

また、胃腸の消化力を上回るほどの過食を避けることは、いうまでもありません。また、お酒の飲みすぎやあぶらっこいものや甘いものの食べすぎにも気をつけましょう。

むくみやすい人は、ハトムギ、小豆《あずき》、*三爽茶《さんそうちゃ》など、よぶんな水分を追い出す作用のあるものを積極的にとるとよいでしょう。

また、食べすぎたときには、消食作用のある大根、タマネギ、*山楂子《さんざし》などがおすすめです。

痰湿タイプの人におすすめの食材

● よぶんなす水分を追い出し、胃腸のはたらきをととえるもの

・むくみやすい人に
ハトムギ　小豆
三爽茶

・食べすぎたときに
大根　タマネギ
山査子

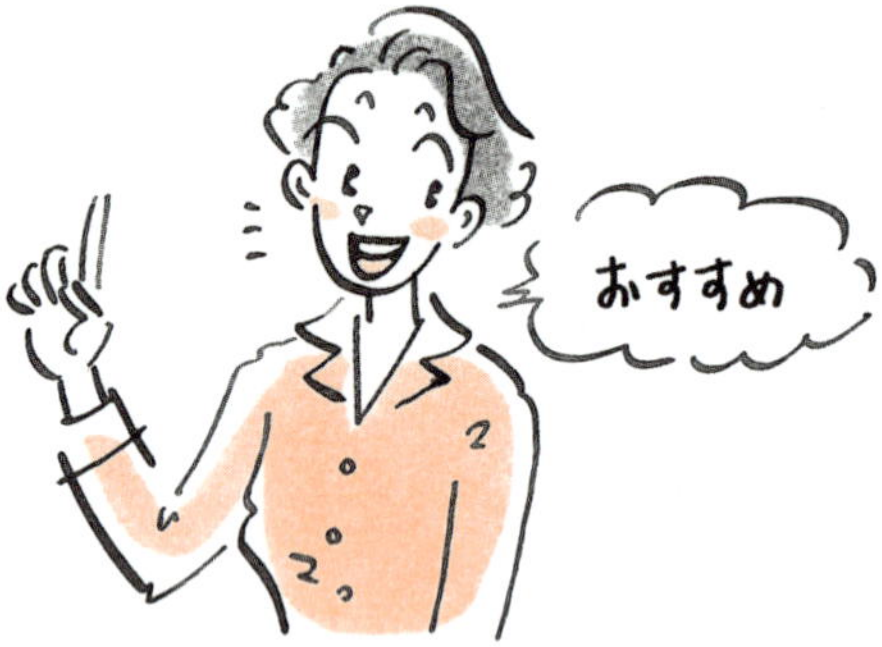

三爽茶（さんそうちゃ）

脂肪を分解する作用がある柳茶（りゅうちゃ）という、バラ科の植物を主原料にしたダイエット茶。他に蓮の葉、すぎな、シベリア人参を配合しています。

チベットでは、健康を維持するために、柳茶の枝や葉をお茶として飲む習慣があります。

山楂子（さんざし）

秋に熟する深紅色の果実。生で食べることもできますが、たんぱく質を分解する作用があるため、肉などの煮物に加えるとよいでしょう。蜜煮にして固めた「山楂餅」などのお菓子は日本でも手に入ります。

また、消化を促進して胃の滞りをとりのぞく作用もあり、果実を乾燥させたものは中成薬の材料として使われます。

文芸社の本をお買い求めいただき誠にありがとうございます。
この愛読者カードは今後の小社出版の企画およびイベント等の資料として役立たせていただきます。

本書についてのご意見、ご感想をお聞かせください。
① 内容について

② カバー、タイトルについて

今後、とりあげてほしいテーマを掲げてください。

最近読んでおもしろかった本と、その理由をお聞かせください。

ご自分の研究成果やお考えを出版してみたいというお気持ちはありますか。
ある　ない　内容・テーマ（　　）

「ある」場合、小社から出版のご案内を希望されますか。
する　しない

ご協力ありがとうございました。

〈ブックサービスのご案内〉
小社では、書籍の直接販売を料金着払いの宅急便サービスにて承っております。ご購入希望がございましたら下の欄に書名と冊数をお書きの上ご返送ください。（送料１回210円）

ご注文書名	冊数	ご注文書名	冊数
	冊		冊
	冊		冊

郵便はがき

恐縮ですが
切手を貼っ
てお出しく
ださい

1 6 0 - 0 0 2 2

東京都新宿区
新宿 1－10－1
(株) 文芸社
ご愛読者カード係行

書　名				
お買上 書店名	都道 府県　　　　市区 郡　　　　　　　　書店			
ふりがな お名前			明治 大正 昭和　　年生　　歳	
ふりがな ご住所	□□□-□□□□			性別 男・女
お電話 番　号	(書籍ご注文の際に必要です)	ご職業		

お買い求めの動機 1. 書店店頭で見て　2. 小社の目録を見て　3. 人にすすめられて 4. 新聞広告、雑誌記事、書評を見て(新聞、雑誌名　　　　)
上の質問に 1. と答えられた方の直接的な動機 1. タイトル　2. 著者　3. 目次　4. カバーデザイン　5. 帯　6. その他(　　　)

ご購読新聞　　　　新聞	ご購読雑誌

一度は専門家のもとで体質チェックを

現代女性にありがちな体質傾向を何タイプか紹介しましたが、実際には、ここにあげたような典型的な症状がぴったりあてはまる人はそれほど多くありません。たいていの人は、いくつかの体質傾向を兼ねそなえてもっています。

また、体質は年齢やからだをとりまく環境によって常に変化しているため、体質やからだの状態をきちんと見きわめるためには、一度は専門医にじっくり相談することをおすすめします。

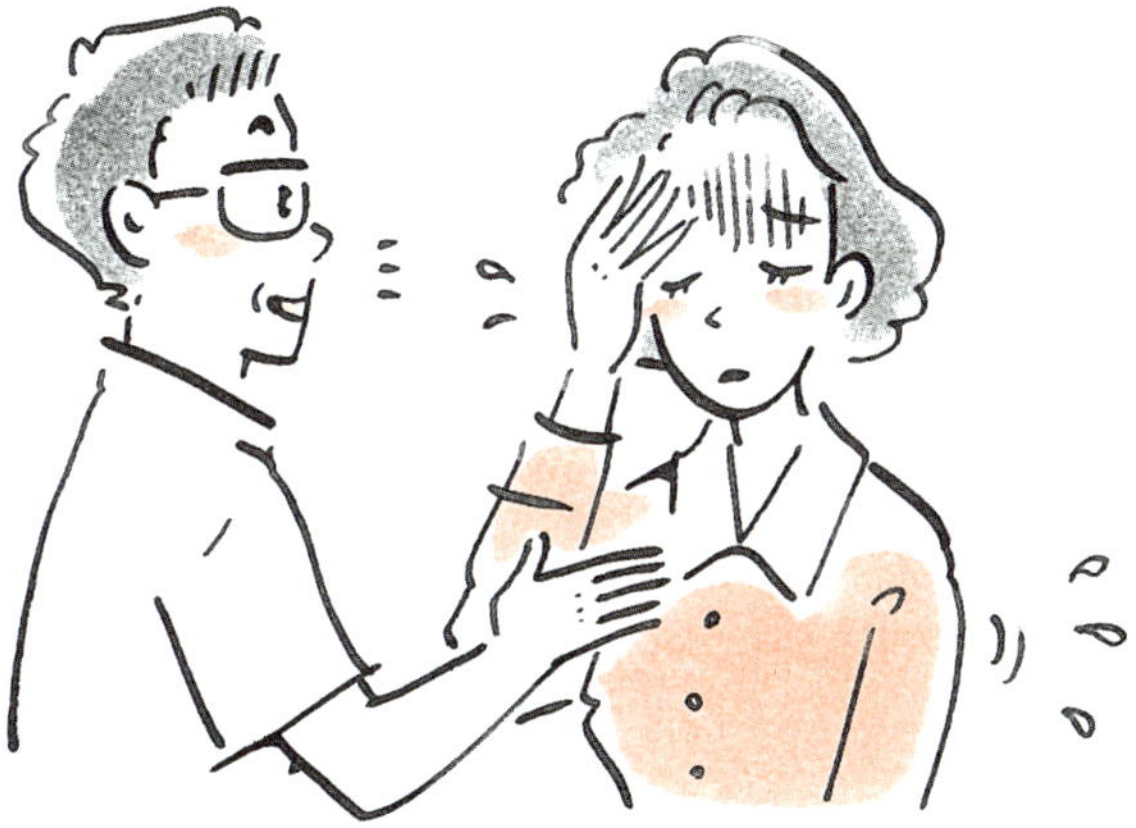

一度は専門医にじっくり相談してみましょう

血虚の人におすすめの薬膳料理

紅ナツメと小豆《あずき》のおしるこ

●材料：１人分

紅ナツメ５こ、小豆（あずき）50ｇ、ハチミツ適宜

●つくり方

①紅ナツメ、小豆をそれぞれ水に浸けておく。

②小豆を水500ccとともに煮る。指で潰せる程度の軟らかさになったら、ナツメを加え、さらに煮る。

③ナツメが十分軟らかくなったら、ハチミツで甘味をつけて、熱いうちに食べる。

POINT：紅ナツメは、健康食品売り場や漢方薬局で購入可能。

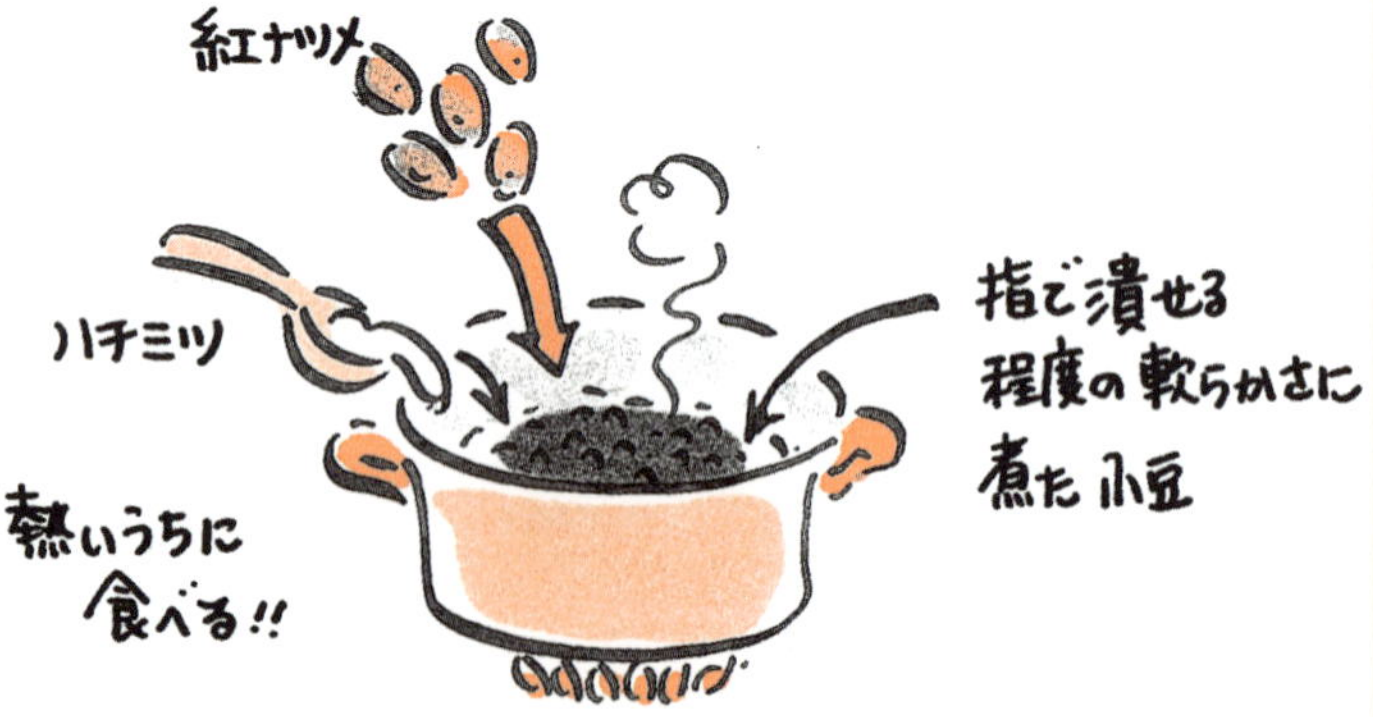

瘀血の人におすすめの薬膳料理

● ● キクラゲと季節野菜のベニバナ炒め ● ●

●材料：４人分

黒キクラゲ（乾燥品）４分の１カップ、白菜・チンゲン菜（旬の野菜ならなんでも可）適宜、ベニバナひとつまみ

塩・しょうゆ・オイスターソース・ニンニク・かたくり粉・サラダ油── 適宜

●つくり方

①黒キクラゲを水でもどし、かたい部分をとりのぞく。

②中華鍋にサラダ油を入れ、キクラゲと野菜を加え強火で炒める。調味料で味をつけたあとにベニバナを散らす。

③水溶きかたくり粉でとろみをつけ、ニンニクのみじん切りを加え、ひと混ぜしたらできあがり。

POINT：ベニバナ（紅花）は、百貨店やスーパーのスパイス売り場で購入可能。

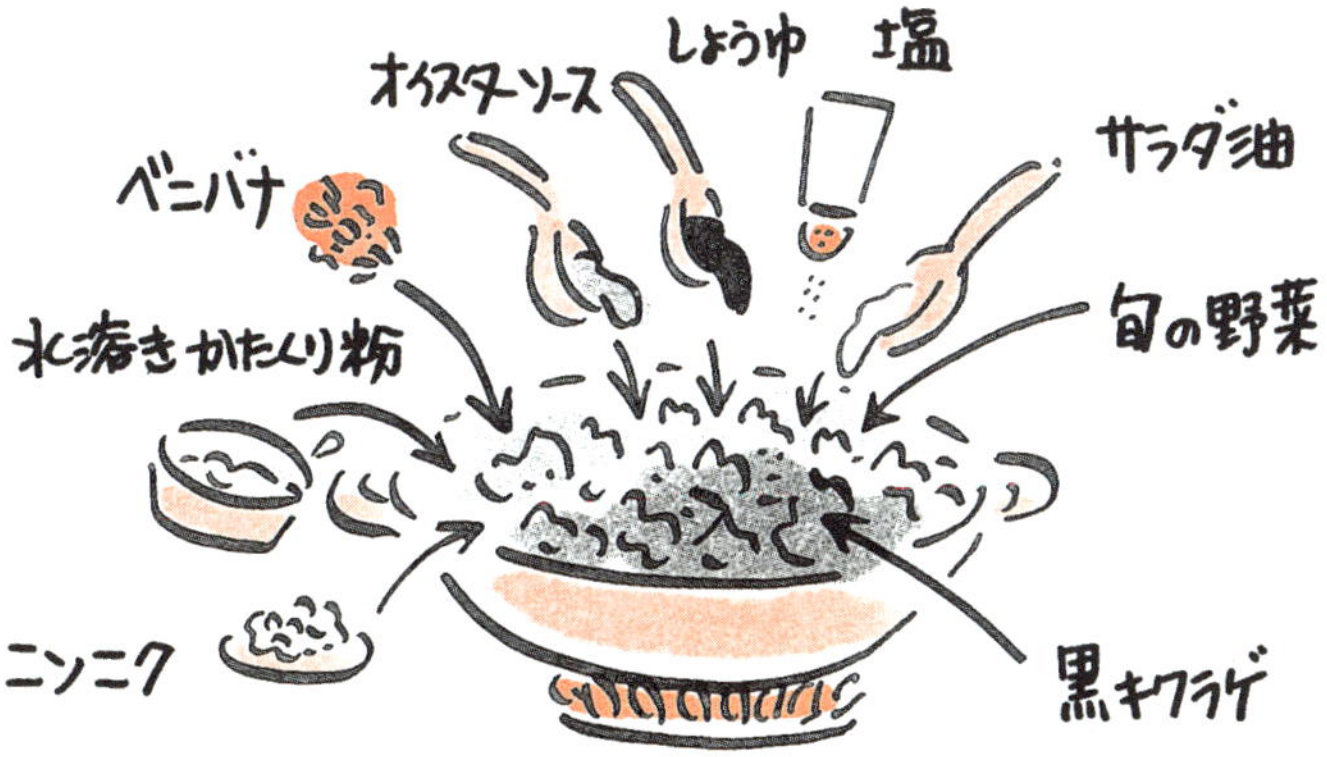

気虚の人におすすめの薬膳料理

●●●●鶏肉の薬膳スープ●●●●

●材料：４人分

骨付き鶏肉１羽分（内臓を抜いたもの）、高麗人参７ｇ、黄耆（おうぎ）25ｇ
生姜・八角・ネギ・塩 ── 適宜

●つくり方

①鶏肉をさっと湯通しし、アクを抜く。
②高麗人参と黄耆を①のおなかに入れ、生姜、八角、ネギ、塩とともに、1000cc～1500ccの水で2～3時間コトコト鍋で煮る。
③具をすべてとりだし、塩で味付けしたスープを飲む。

POINT：高麗人参と黄耆は漢方を扱う薬局で購入可能

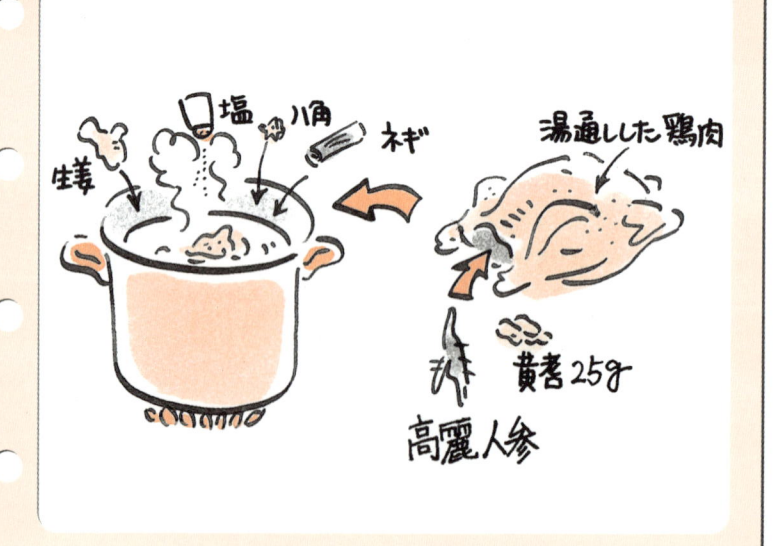

気滞の人におすすめの薬膳料理

陳皮《ちんぴ》大根のあんかけ

●材料：４人分

大根1/3～1/2本、ミカンの皮1/2こ分
ゴマ油・だし汁・みりん・しょうゆ・塩・かたくり粉 ── 適宜

●つくり方

①大根の皮をむき、5センチほどに切ったあと、かつおだしで軟らかくなるまで煮る。
②白い部分をとりのぞいたミカンの皮を千切りにする。ゴマ油を煙が出るまで熱し、ミカンの皮にかける。
③だし、みりん、しょうゆ、塩で、やや甘めの味つけにしたたれをつくり、水溶きかたくり粉でとろみをつけ、②と合わせて、大根にかける。

POINT：ミカンの皮は、陳皮の代用として効果がある

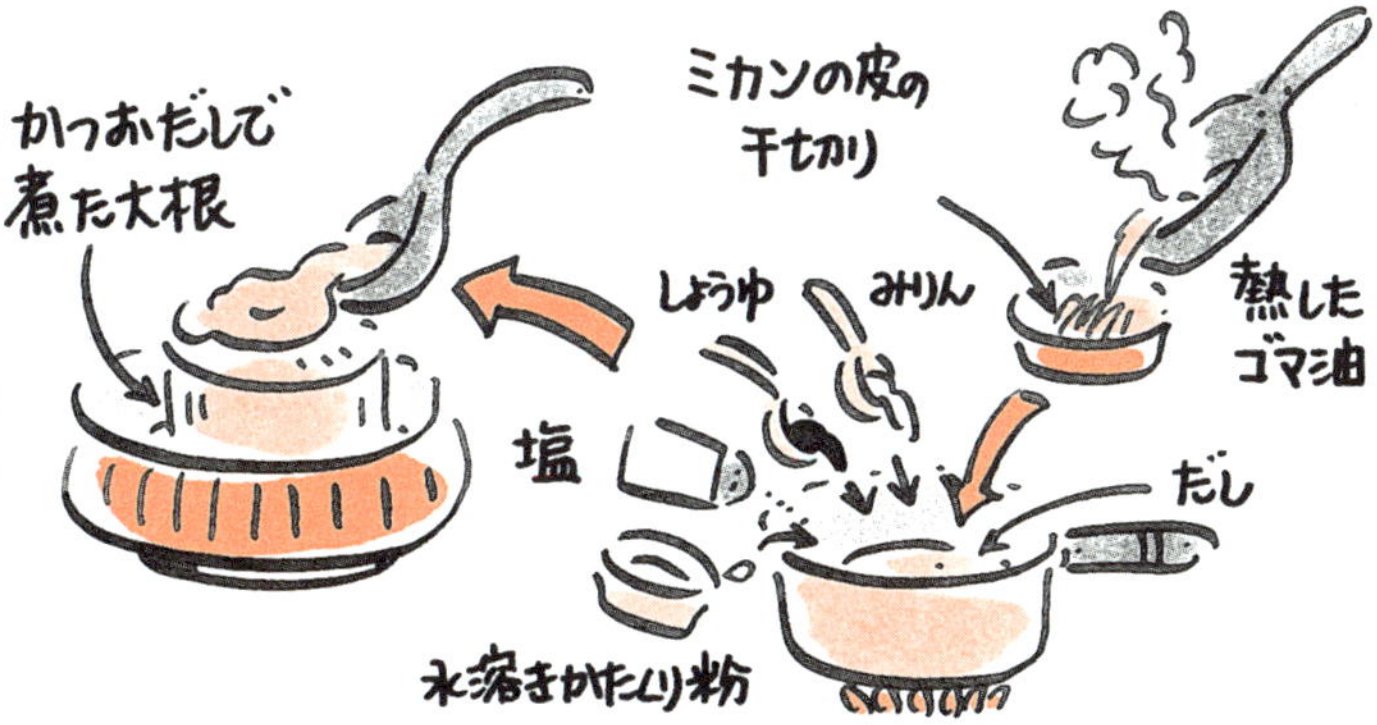

陰虚の人におすすめの薬膳料理

●●●梨とレンコンのミルクカクテル●●●

●材料：１人分

レンコン100ｇ、梨1/2こ、牛乳80cc、ハチミツ適宜

●つくり方

①レンコンと梨をミキサーにかけ、布袋などに入れて汁をしぼる。

②①の汁に、牛乳とハチミツを加える。1日1～2回飲むとよい。

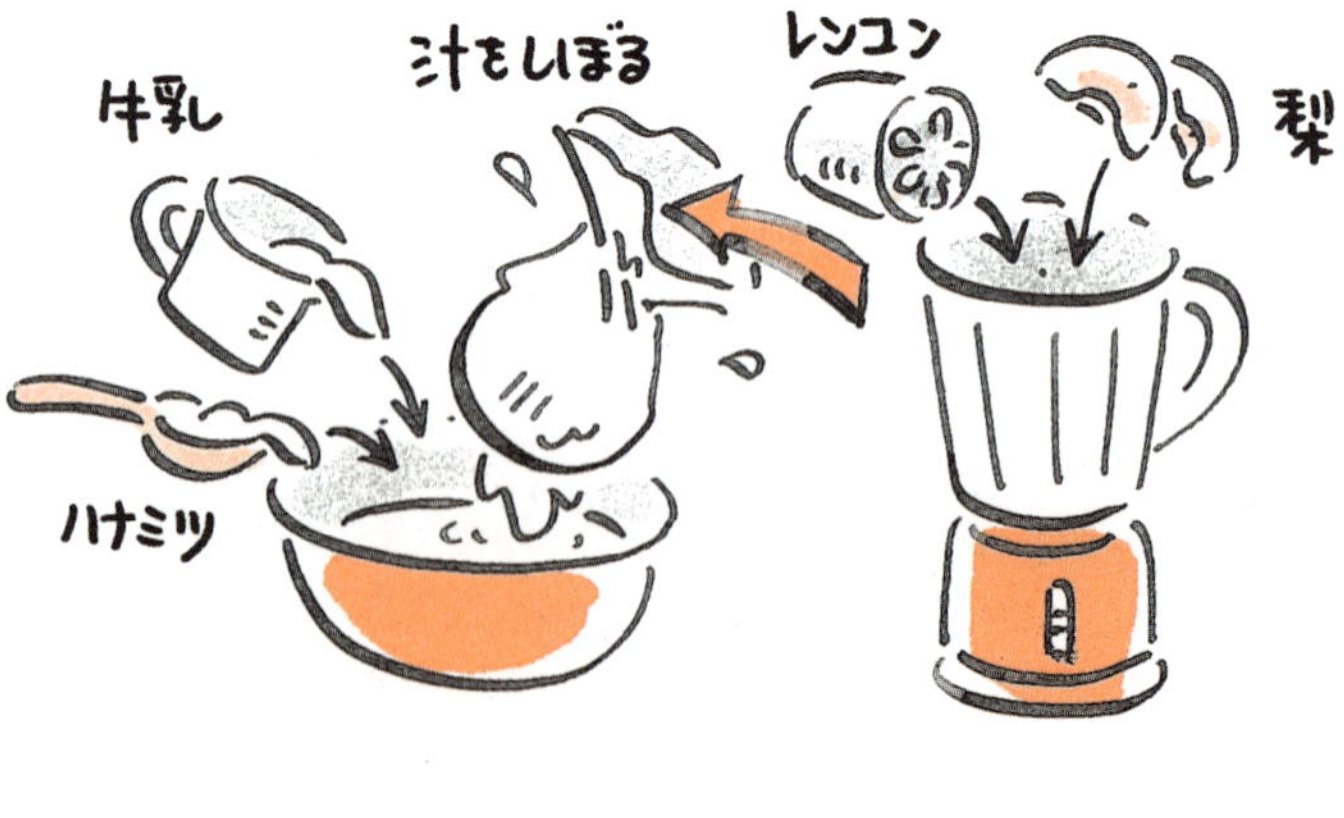

陽虚の人におすすめの薬膳料理

四川麻婆鍋《しせんマーボ》

●材料：４人分

骨つき鶏肉500ｇ、鶏ガラスープ　２羽分の鶏ガラでつくる
白ネギ１本、ニンニク5かけ、花椒（かしょう）小さじ1
季節の野菜・トウバンジャン・酒・しょうゆ（もしくは味噌)一適宜

●つくり方

①みじん切りのニンニクとネギを香りが出るまで炒め、トウバンジャンと花椒を加える。
②味噌かしょうゆで味をつける。酒と鶏ガラスープを加え、煮立ったら鶏肉、好みの野菜やキノコを入れて、汁ごと食べる。

POINT：花椒はスパイス売り場で購入可能。

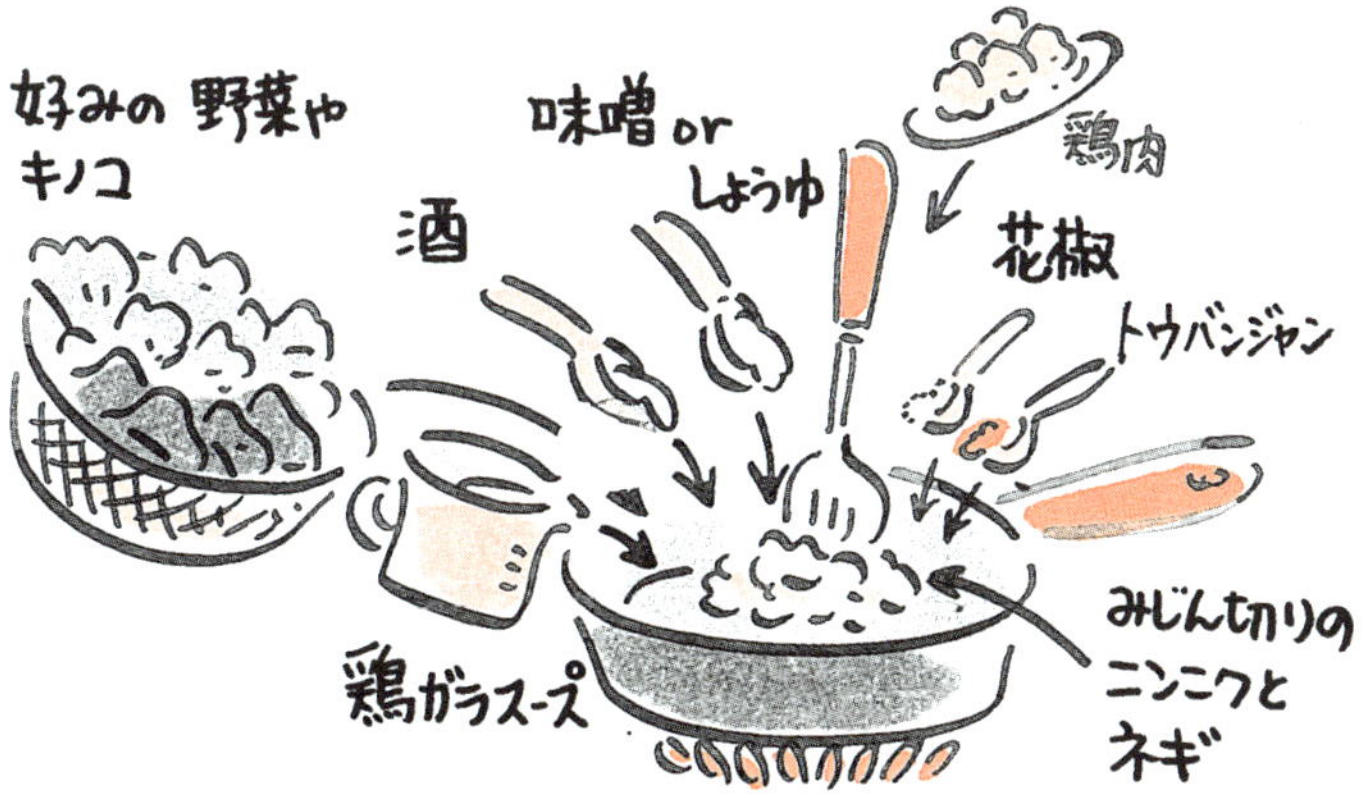

痰湿の人におすすめの薬膳料理

●●●●小豆《あずき》と鯉のスープ●●●●

●材料：４人分

小豆（あずき）100ｇ～150ｇ、鯉１匹
生姜（しょうが）・酒・しょうゆ・サラダ油 ── 適宜

●つくり方

① 油を入れ、みじん切りの生姜、鯉、酒の順に入れて５分ほど炒める。
② 晩水に浸けておいた小豆を加え、ひたひたの水を加えて１時間ほど焼く。
③しょうゆで薄く味をつけ、スープを飲む。

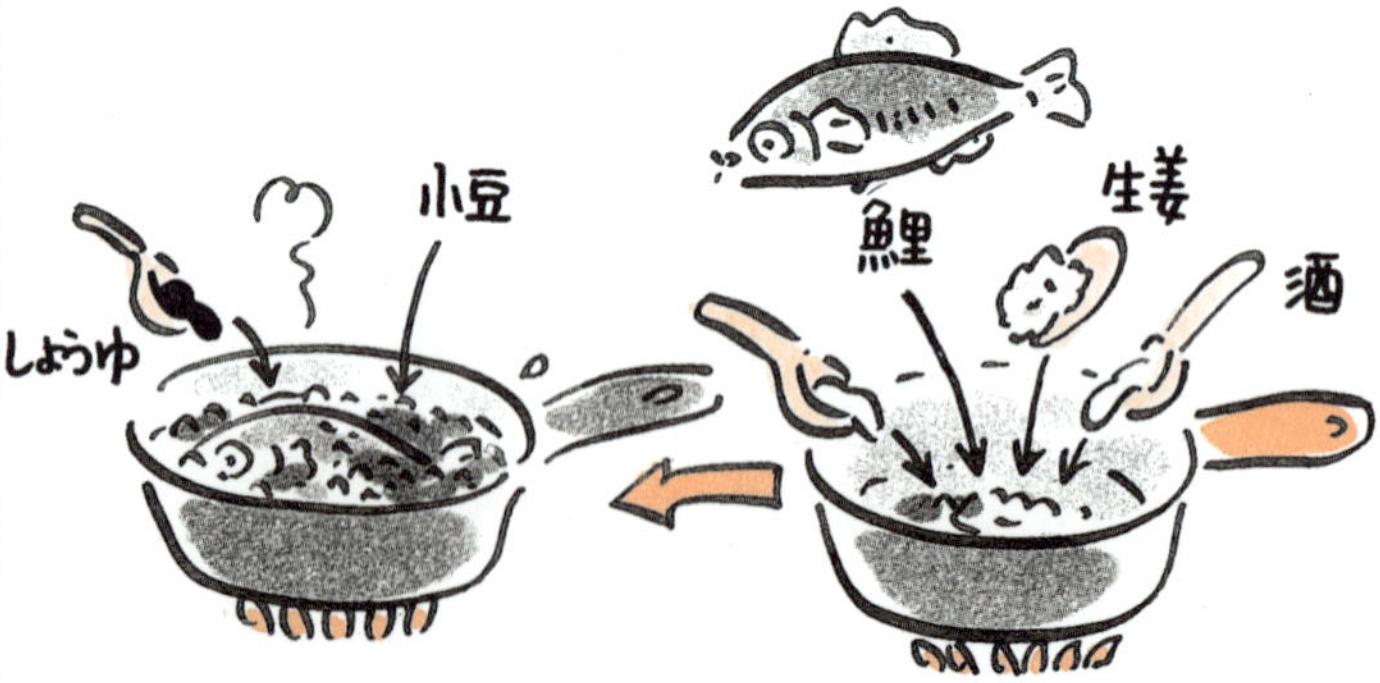

Part 4

キッチンファーマシー
～家族の健康は台所から

●楽しくつくり、おいしく食べる
●おいしい料理が特効薬
◇症状別薬膳料理レシピ
●中国茶とオリエンタルハーブティー

中医師
劉《りゅう》 伶《れい》

楽しくつくり、おいしく食べる

元気のもとである毎日の食生活を充実させましょう。

毎日の食生活がからだを変える

日々の元気のもとが、毎日の食生活にあることは、みなさんも経験上よくご存知のことでしょう。食べものには、*からだを温めたり冷やしたり、あるいは特定の症状に対する薬効があることも、広く知られるようになってきました。

でも、情報過多の今の日本では、ともすると「○○は××に効く」といった話におどらされ、肝心なことを見失ってしまうこともあるでしょう。

まず、最初に知っておいてほしいのは、「何を食べるか」より、「どう食べるか」ということのほうが大切だということです。

いくらからだによいといわれているものでも、胃腸の消化能力を超えるほど食べてしまっては、かえって毒になります。

また、同じものばかり毎日大量に食べるのも、からだのバランスをくずしてしまうもとになってしまうことがあります。

からだを温めたり冷やしたりする食材

◇からだを温めるもの
羊肉、鶏肉、エビ、サンマ、ネギ、タマネギ、ニラ、紫蘇（しそ）、カボチャ、生姜（しょうが）、山椒（さんしょう）、こしょう、シナモン、黒砂糖　など

◇からだを冷やすもの
カニ、昆布、ワカメ、豆腐、緑豆（りょくとう）、ナス、キュウリ、トマト、ゴボウ、大根、冬瓜（とうがん）、レンコン、スイカ、柿、梨　など

食生活のベースにあるのは、「バランスよく、規則正しく、腹八分」というあたりまえのことだということを、決して忘れないでほしいと思います。

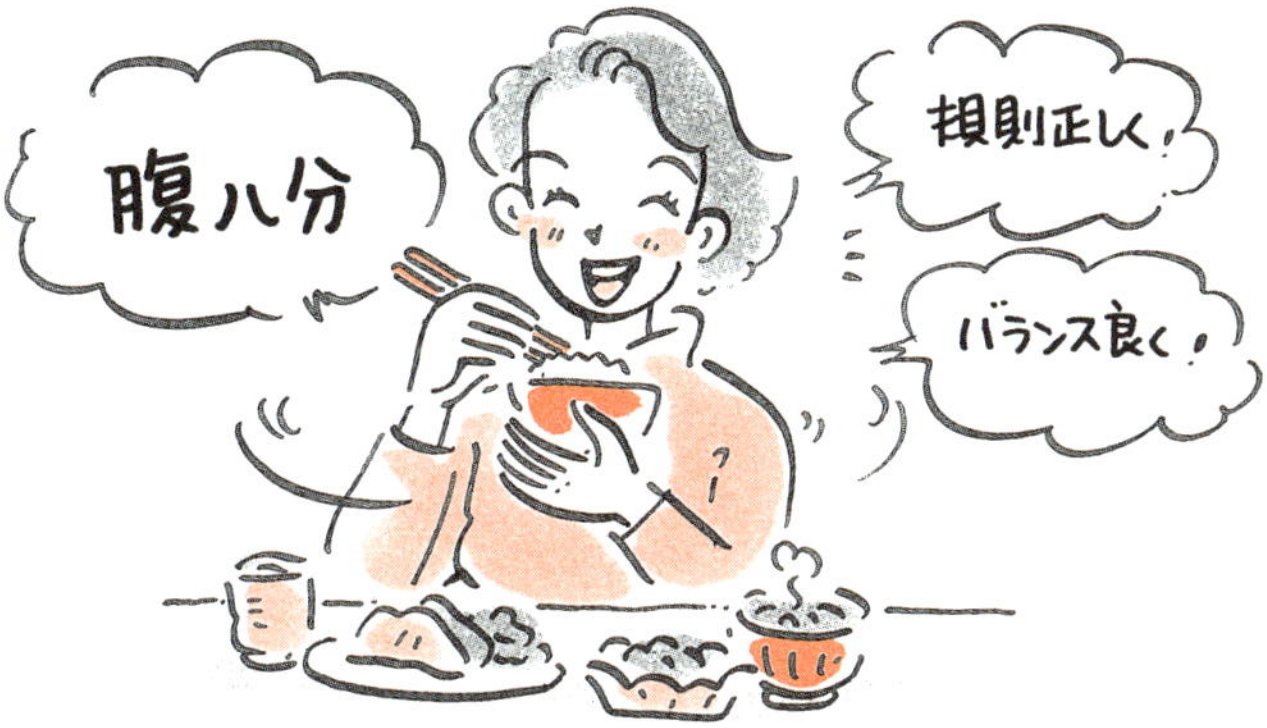

楽しくつくることが大切

料理をつくるとき、いつもどんなことを考えていますか。おそらく、自然に家族が喜ぶ顔を思い浮かべたり、味を想像したりしながらつくっているのではないでしょうか。

そんなふうに、気持ちや愛情をこめて料理をつくることは、じつはとても大切なことなのです。

料理というのは、単に、ある食材と食材を組み合わせればおいしくなる、というものではありません。楽しい気持ちでつくった料理はなぜかおいしく、逆に、ネガティブな気持ちのときに料理したものは、レシピどおりにつくってもおいしくない、という経験を

したことがありませんか。

楽しく、丹精こめてつくった料理には、つくり手の「気」、つまりエネルギーがこめられています。これが、料理をおいしく、そして栄養豊かにする最大のスパイスなのです。

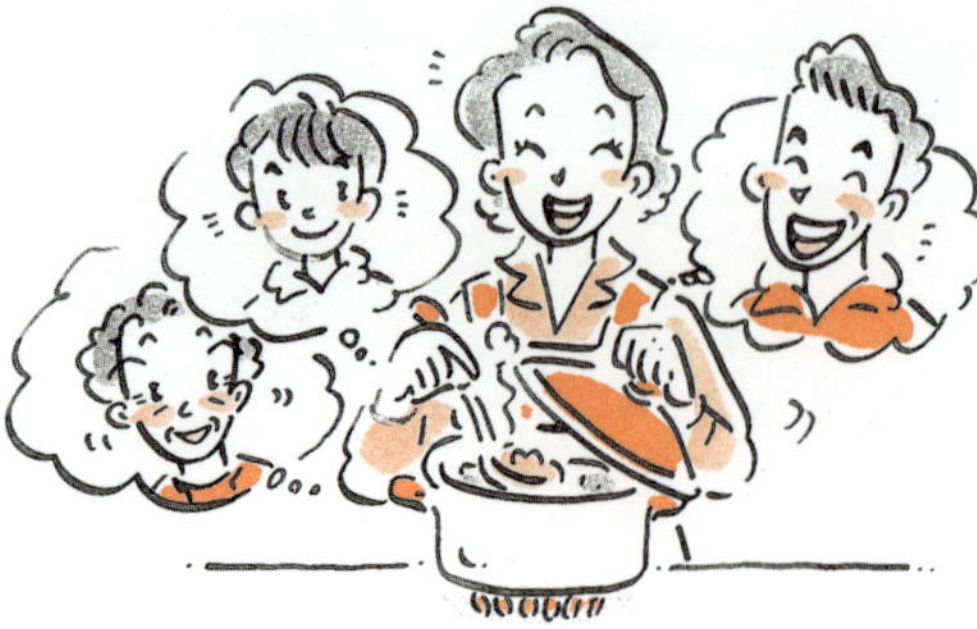
楽しく丹精こめてつくった料理には、つくり手の「気」がこめられている

工業製品であるインスタント食品が、なぜか味気なく、からだに悪い理由は、添加物などの問題だけではないのです。

市販のお惣菜はひと手間かけて

いそがしくて、買ってきたお惣菜で食事をすませてしまうという人もふえているようですが、あまりおすすめできることではありません。

毎日食べるものは、やはり手づくりが基本です。また、調理法も、いつも同じ方法ばかりでなく、焼く、炒める、さっと煮る、コトコト煮る、蒸す、揚げるなど、バリエーションをもたせるようにしましょう。

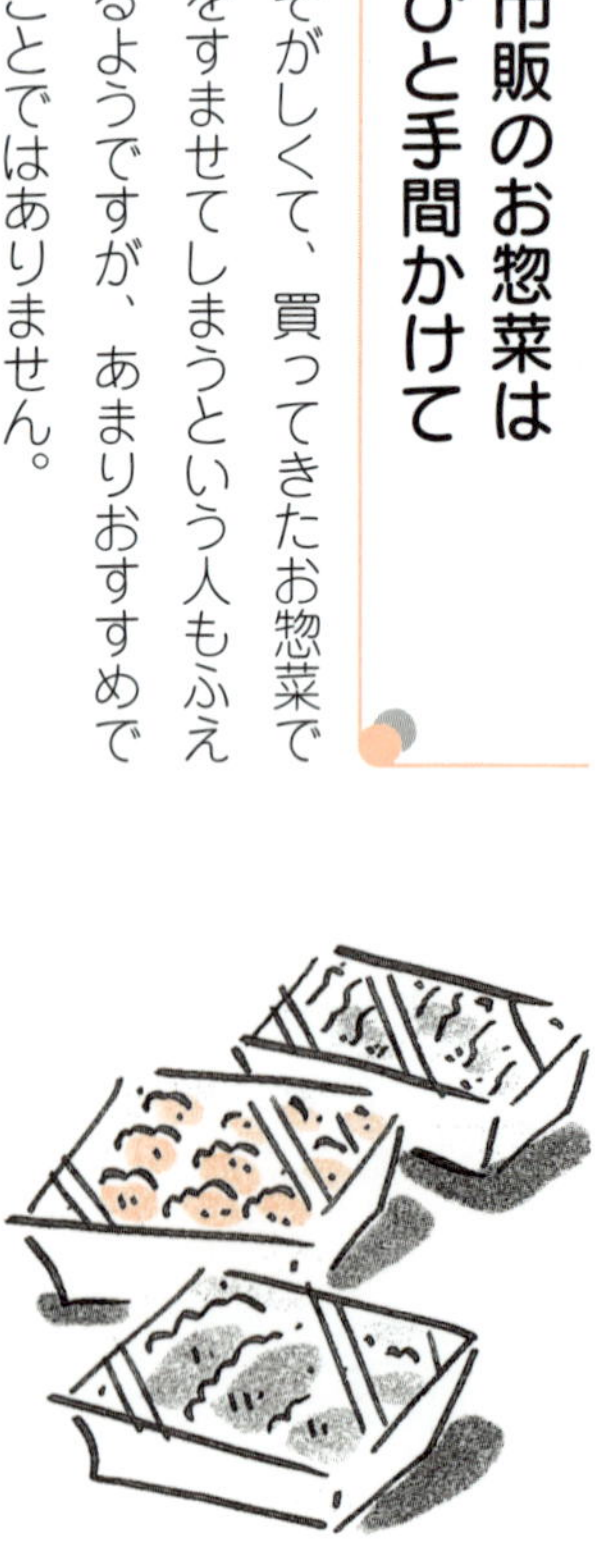

とはいえ、どうしても時間がなくて、市販のお惣菜になってしまう日もあることでしょう。

そんなときでも、ただ電子レンジで温めるのではなく、ひと手間かけて、自分好みの味つけに調理し直すだけでも、ずいぶん違うはずです。

安全性の高い食材を

いうまでもないことですが、料理に使う食材は、できるだけ安全性の高いものをえらぶことも大切です。

新鮮で、自然な栽培方法でとれた野菜や、自然な環境で育った肉類・魚類には、食物本来の味と栄養、そして気がそなわっています。つくり手の気と素材の気をからだにとりいれることが、「食べる」ということの本来の目的でもあるのです。

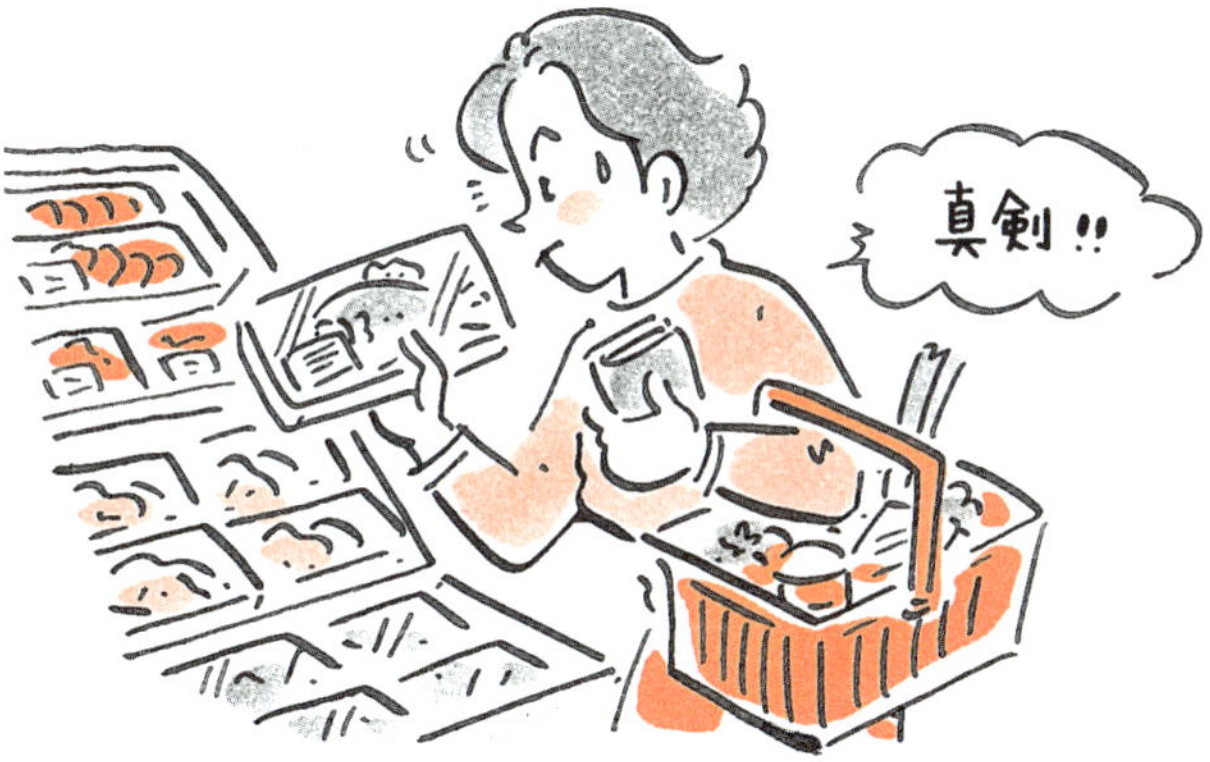

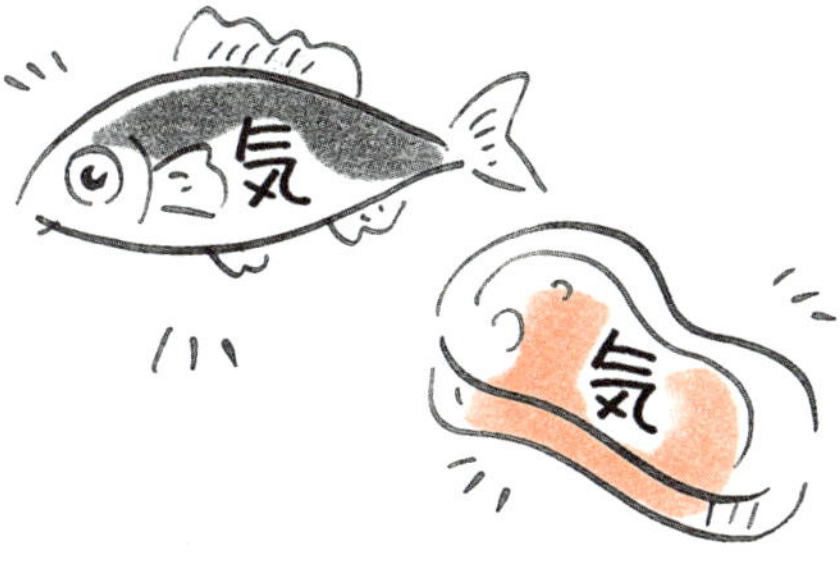

薬膳もおいしくなければ効果半減

小さいころ、「テレビを見ながら食べるのはやめなさい」とか、「泣きながら食べてはいけません」などとしかられた経験をもつ人は多いのではないでしょうか。

これは、単にマナーだけの問題ではありません。気持ちを食べものに集中させ、楽しく食べることは、それだけで消化吸収力を上げるものなのです。これは、「おいしそうだな」と食べものをながめているだけで、たくさん唾液がわいてくることでも、分かると思います。

別の見方をすると、いくら完璧に栄養バランスがとれた料理でも、おいしく感じなければ、からだは喜んではくれません。

その意味では、*薬膳料理もおいしいことが最大の条件といえるでしょう。

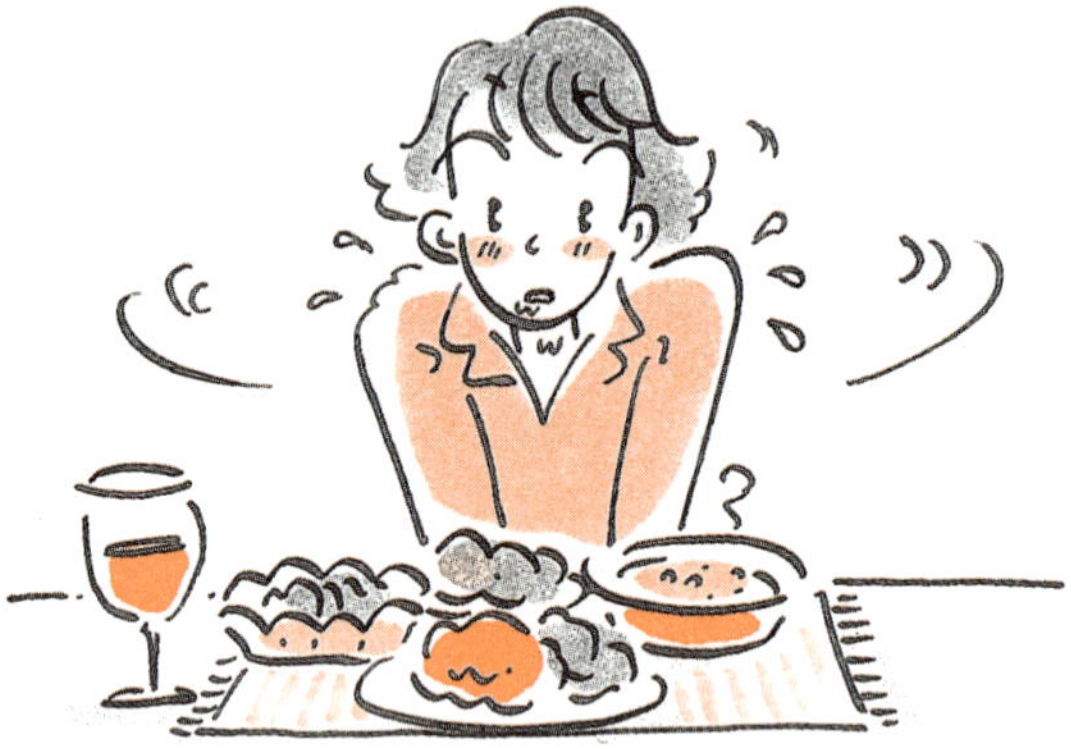

薬膳料理

薬膳とは、日常的な食事では健康維持の効果が期待できないときに、料理に生薬（しょうやく）を加えて効果を引き出す方法のこと。

ただし、生薬といっても手に入りにくい高価なものばかりではなく、生姜（しょうが）や紫蘇（しそ）のようにふだんの食事に薬味として使われているものもあり、それらの薬効を、最大限に引き出した料理のことを薬膳料理といいます。

おいしく見せることも大切

ちょっと飽きてきたお惣菜も、ちがう器に盛るだけでおいしそうに見えたり、きれいなテーブルセッティングで、食欲がそそられたりするものです。

おいしく食べるためには、「見た目」も重要な要素です。これは、美しい日本料理に深くなじんだみなさんには、説明するまでもないことかもしれません。

また、少し前までは、中国でも日本でも、食材に合成的な着色を施して、きれいに見せようとする傾向がありましたが、最近の自然志向で、「食べもの本来の色がもっとも美しい」と考えられるようになってきました。これは、とてもよいことだと思います。

食生活のポイント

- 何を食べるかより、どう食べるかのほうが大切
- バランスよく、規則正しく、腹八分
- 気持ちや愛情をこめて楽しくつくる
- 買ってきた惣菜もひと手間かけて
- 調理法も焼く、炒める、煮る、蒸す、揚げるなどのバリエーションを
- 新鮮で安全な食材をえらぶ
- おいしくつくらなければ効果も半減
- 器や盛りつけなどにもこだわって、おいしく見せることも大切

料理は「見た目」も重要な要素。
盛りつけや器などにもちょっとした工夫を

おいしい料理が特効薬

おいしくてからだにいい身近な食材を活用して健康管理をめざしましょう。

身の周りの食材を活用しよう

ふだんの健康管理はもちろんのこと、ちょっと具合が悪いときにも、できれば薬にたよらず食事で治したいと思う人も多いはずです。

実際、風邪のひきはじめや、ちょっとした胃腸の不調なら、身近にある食材やお茶で治すことも可能なのです。

それでは、おいしくてからだに効くおすすめの食材と薬膳料理を、症状別にいくつか紹介しましょう。

風邪のひきはじめに

ぞくぞくと寒気がして、「風邪をひいたかな」と思ったときには、まずはからだを温めながら軽く発汗させる作用のある生姜《しょうが》、ネギ、紫蘇《しそ》などがおすすめです。昔ながらの「生姜湯」や、ネギ入りのお粥などはとても効果的です。

また、のどが痛むときには、ミントや*菊花《きくか》のお茶がおすすめです。

菊花茶（きくかちゃ）

中国産の白菊花のお茶。菊花には熱を下げる作用があるので、中国の福建省では夏の常用飲料として菊花茶を飲む習慣があります。

中国茶専門店などでも手に入りますが、最近では「香菊花（しゃんきくか）」という顆粒状のものが市販されています。のぼせをとり、目の疲れや充血にも効果的。

なお、P154で紹介する「常備したい中成薬《ちゅうせいやく》」を症状に合わせて併用すると、さらに効果を高めることができます。

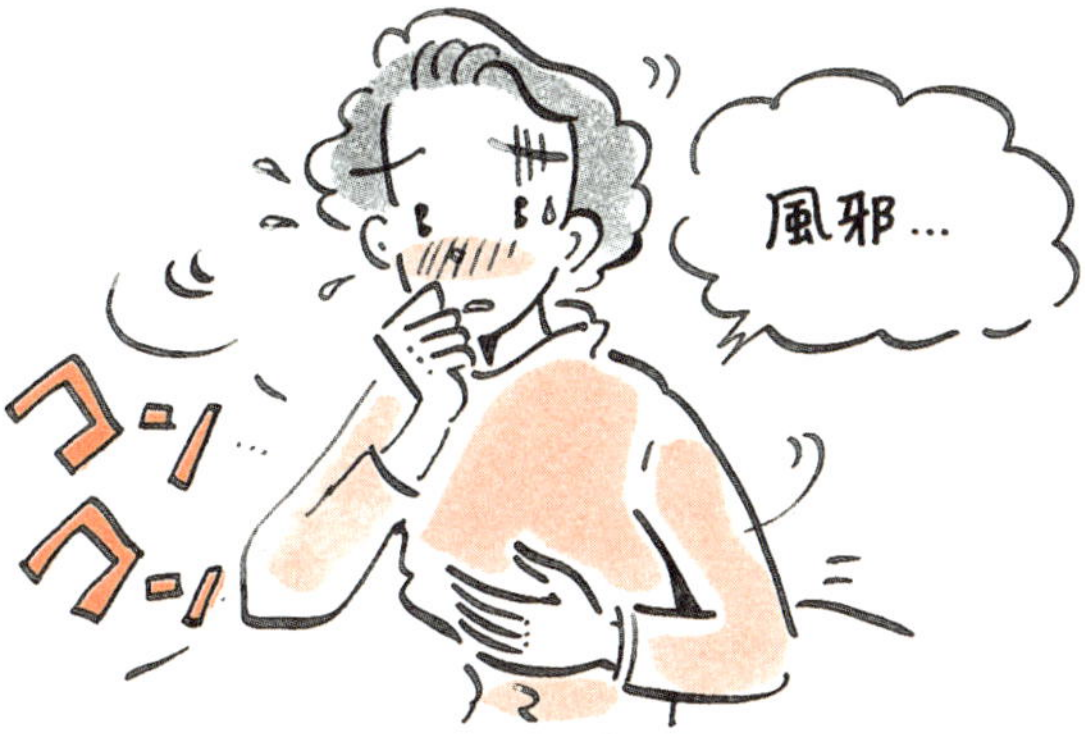

ぞくぞくと寒気がする風邪のひきはじめは、からだを温めながら軽く発汗させる食べものを

冷えに

冬の寒い時期はもちろん、夏の冷房でからだが冷えてしまったときや、雨にぬれたときなどは、冷えがからだの奥深くまで入りこまないうちに、温かい飲みものや食べものでからだを芯から温めることが大切です。

風邪の項で紹介した生姜やネギのほかにも、シナモンや茴香《*ういきょう》（フェンネル）などのスパイスにも即効性があります。

また、羊肉は、からだを温める作用が強いため、からだが冷えてしまったときはもちろんのこと、ふだんから冷え性ぎみの人にもおすすめの食材です。

茴香（ういきょう）〈フェンネル〉

セリ科の茴香の成熟果実。カレーや肉料理に使われるスパイスとしても知られています。

胃を温める作用があり、冷えによる胃の痛みに効果的。茴香を配合した処方に、胃腸薬として有名な「安中散（あんちゅうさん）」があります。

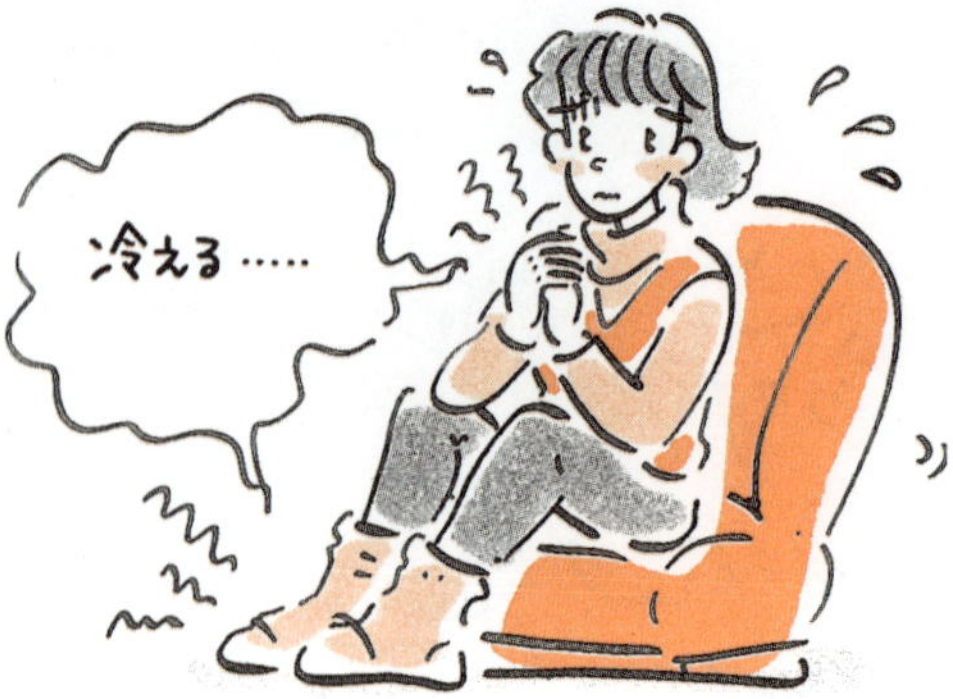

奥まで冷えが入りこまないよう、からだを芯から温めてくれる食べものを

食べすぎに

食べすぎでおなかがちくちく痛んだり、胃がもたれたりするときには、消化作用のある＊山楂子《さんざし》や大根などの食材を上手に使って、早めに胃をすっきりさせましょう。

中国で、食べすぎによく飲まれている「＊焦三仙《しょうさんせん》」もおすすめです。

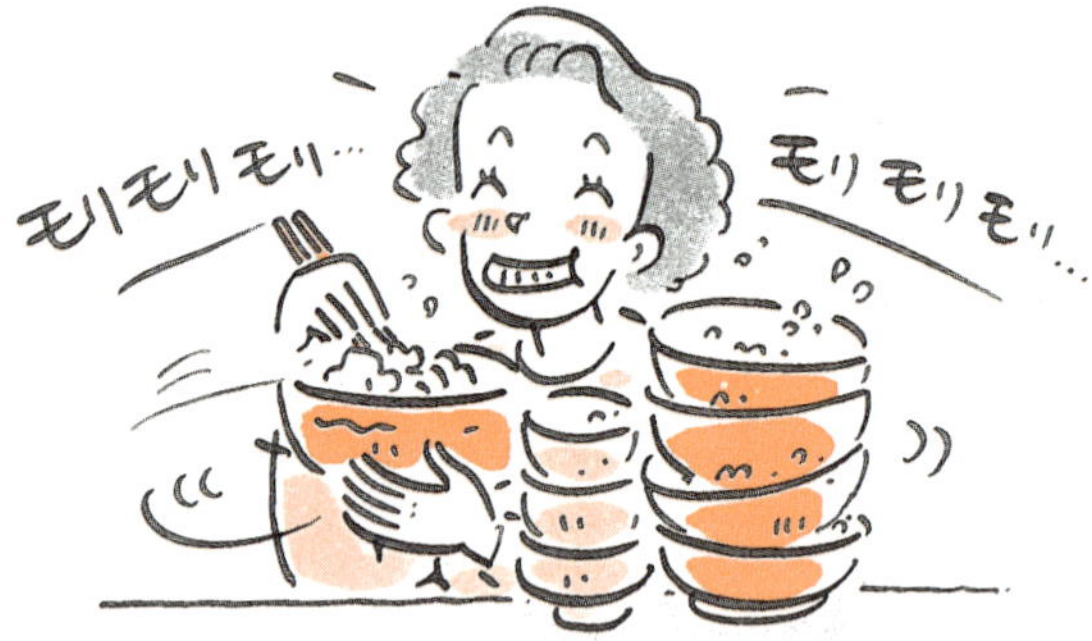

消化作用のあるもので胃をスッキリさせてくれるものを

山楂子（さんざし）

秋に熟する深紅色の果実。

生で食べることもできますが、たんぱく質を分解する作用があるため、肉などの煮物に加えるとよいでしょう。蜜煮にして固めた「山楂餅」などのお菓子は日本でも手に入ります。

また、消化を促進して胃の滞りをとりのぞく作用もあり、果実を乾燥させたものは中成薬の材料として使われます。

焦三仙（しょうさんせん）

山楂子を主成分とした処方。胃のはたらきを活発にし、消化を促進するはたらきがあります。

日本では、「晶三仙（しょうさんせん）」という顆粒状のお茶が市販されています。

酒の飲みすぎに

酒を飲んだあとや、二日酔いのときにおすすめしたいのが、ハトムギや冬《とう》瓜《がん》などの食材です。飲みすぎによってからだの中に滞ってしまった水分と熱をとりのぞく作用があります。

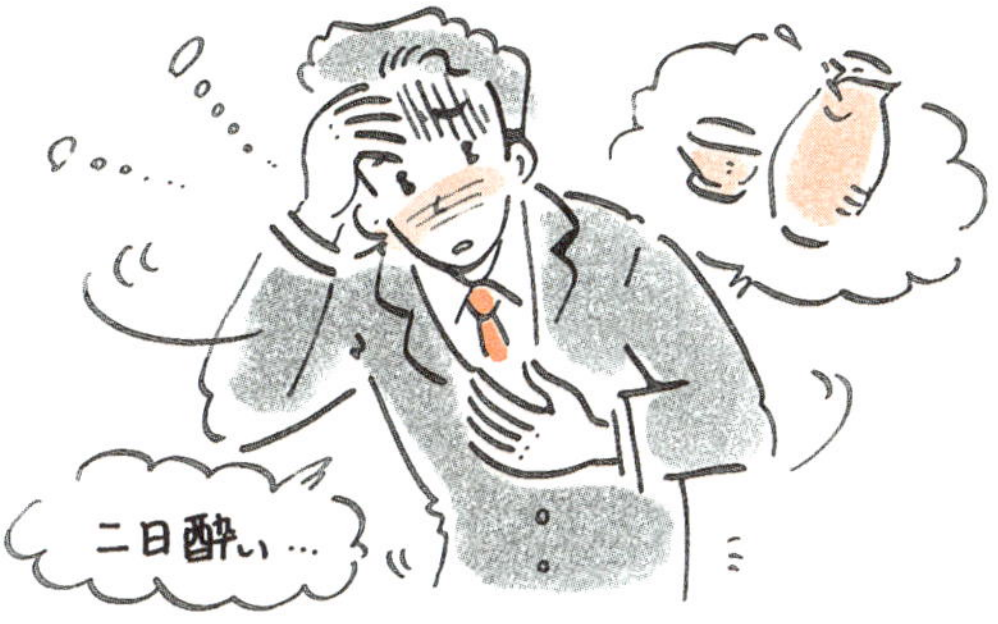

からだに滞った水分と熱をとりのぞく食材を

口内炎に

口内炎には、痛みや炎症が強い急性のものと、治ったかと思うとまたできる慢性のものがあります。

急性の口内炎は、熱をとりのぞいて化膿をふせぐ、ニガウリやキュウリ、大根などがおすすめです。炎症を悪化させないために、とうがらしや山椒《さんしょう》などの香辛料や、あぶらっこいものは控えるようにしましょう。

一方、くりかえす口内炎は、炎症をおさえるだけではなく、からだの潤いやエネルギーを補って、抵抗力をつけることも大切です。このタイプの口内炎には、レンコン、梨、牛乳などがおすすめです。

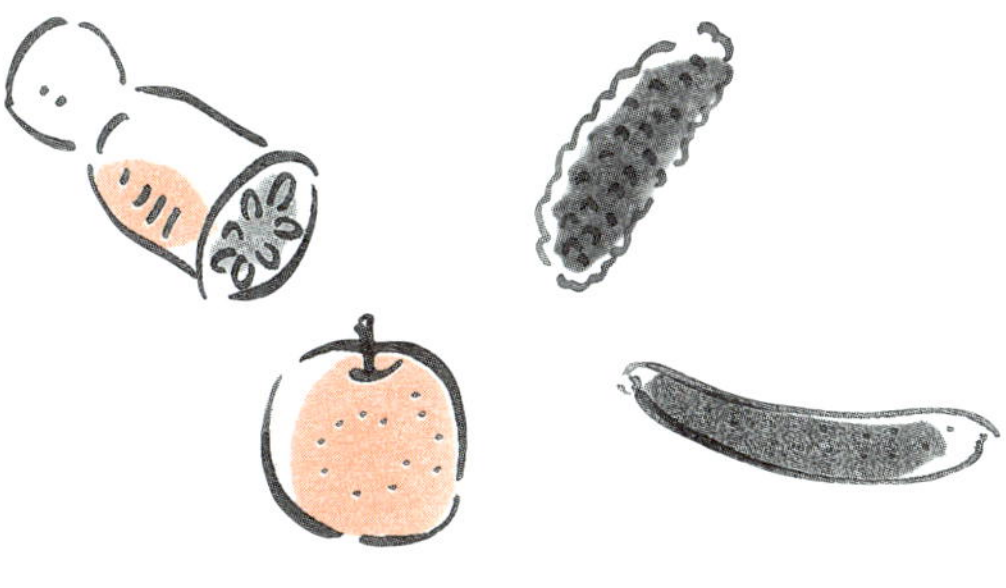

イライラするときに

なんとなく気持ちが落ちつかない、イライラするというときに、中成薬の材料としてもよく使われるのが、＊百合《ゆり》根《ね》です。百合根はくせがなく、だれにでも好まれる食材ですが、料理法は案外知られていないようです。おいしくて簡単な百合根料理を後ほど紹介します。（P115参照）

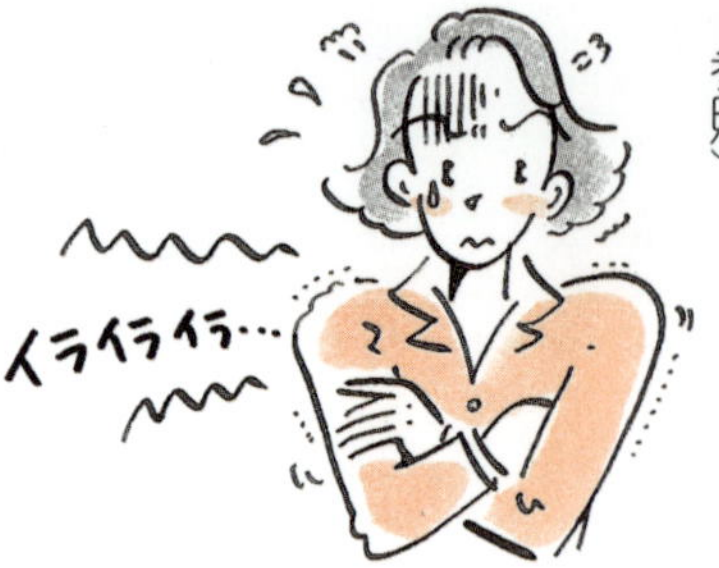

過労に

ハードな生活が続いていたり、なんとなく疲れやすくて元気が出ないときには、もち米、ナツメ、ハスの実、小《あ》豆《ずき》、ピーナッツ、クルミ、ゴマ、ヤマイモなど、からだを補う作用のある食べものをとり、早めに休むことが大切です。

目の疲れに

目の疲れを日常的に感じている人は、かなりの数にのぼるはず。目の疲れを長引かせないためには、目を適度に休ませることがなにより大切です。ふだん、パソコンの画面をずっと見て

百合根（ゆりね）

日本では、生の百合根が一般的。くせがなくキントンなどにして食べると美味。

中国では、乾燥したものを中成薬の材料として使うほか、料理にも用いられます。

鎮静作用があり、肺を潤して咳を止めるなどの効果があります。

仕事をしている人などは、特に注意が必要です。

　目の疲れは、「肝*」と深い関係にある症状です。そのため、食材としては、肝の機能を養うレバー、菊花《きくか》、クコの実、はぶ茶などがおすすめです。

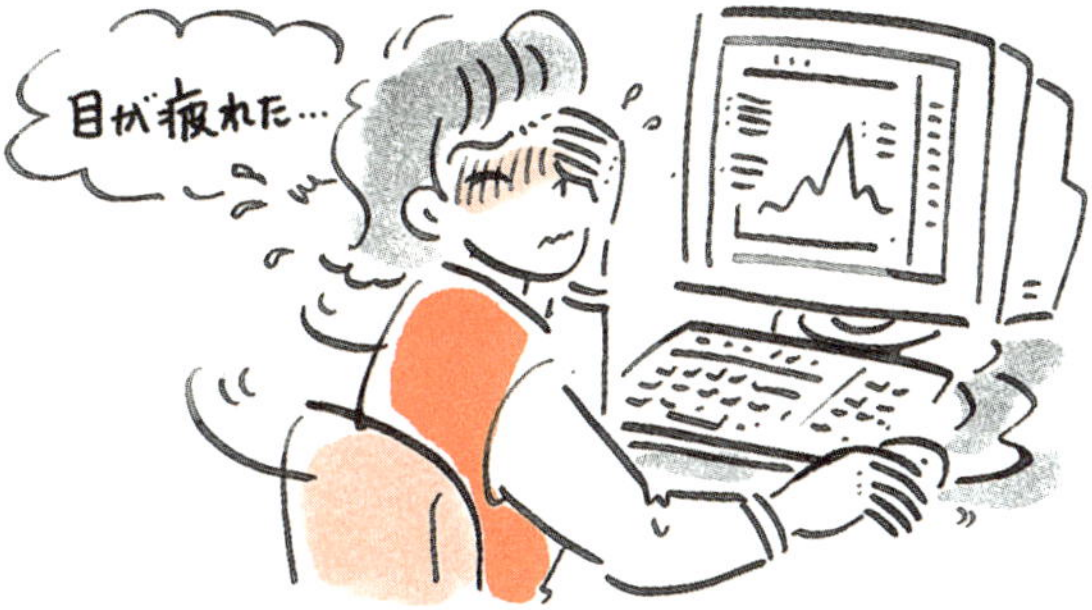

目と関係の深い「肝」を養う食材を

月経痛に

　婦人科系の症状によく使われる生薬《しょうやく》に、「当帰《とうき》*」があります。血《けつ》を補う作用とめぐらせる作用があり、月経痛にも即効性があります。

　ただし、ちょっと味にくせがあるため、料理には使いづらいという欠点があります。そこで考えたのが、味の濃いソースに当帰が主原料のシロップ剤（婦宝当帰膠《ふほうとうきこう》）を加えることです。ためしてみたところ、ソースの味が複雑になり、とてもおいしくできましたので、後ほど紹介します。（P118参照）。なお、このシロップはやや甘いので、ソースはあまり甘味が強くないものを選ぶのがコツです。

肝

　血や栄養物をたくわえる臓器。中医学では、五臓と感覚器には密接なつながりがあると考えられており、目と関係が深いのは「肝」です。

　そのため、肝の気血（きけつ）をめぐらせる機能がはたらいていないと、目にまで十分に栄養が行きわたらないため、目がしょぼしょぼする、疲れやすい、かすみ目などの症状があらわれます。（P17参照）

婦宝当帰膠（ふほうとうきこう）

　血をふやし、子宮の機能も高める作用のある当帰という生薬が、成分の約7割を占めています。

　血の不足から起こる、貧血、冷え性、生理痛、生理不順などに用いられます。

　そのほか、更年期障害による頭痛、肩こり、のぼせ、めまいなどの症状にも。

スパイス感覚で使える生薬《しょうやく》

前頁で、当帰《とうき》を使った料理を紹介しましたが、ほかにもスパイス感覚で使える生薬《しょうやく》がたくさんあります。

たとえば、日本でもなじみの深いチャーシューには肉桂《にくけい》、茴香《ういきょう》などを始め、十種類以上の生薬が調味料として入っています。鶏肉の前菜や豚の角煮の風味の決め手は大茴香《だいういきょう》（八角）ですし、中国のしゃぶしゃぶのタレには、からだを温める韮花（ニラの花）など何種類もの生薬が加えられています。

家庭でも気軽に使える生薬と、その薬効を紹介しておきますので、ふだんの食生活の中に上手にとりいれてみてください。

スパイス感覚で使える生薬

辛開類（しんかいるい）	桂皮（けいひ） ＜シナモン＞ 紫蘇（しそ） 生姜（しょうが） など	からだの表面を開いて、冷えやウイルスなどの「外邪（がいしゃ）」を追い出す作用をもつ生薬。ピリッとした辛味が特徴で、風邪の初期、冷えなどに使える
温中類（おんちゅうるい）	生姜 山椒（さんしょう） 茴香（ういきょう） ＜フェンネル＞ など	おなかを温めることで、からだ全体を冷えから守る作用がある。冷たいもののとりすぎによる腹痛や下痢、月経痛になどにおすすめ
収斂類（しゅうれんるい）	烏梅（うばい） 五味子（ごみし） など	酸味のあるもの。からだの表面をひきしめて、発汗によって体内のエネルギー（気）が不用意にもれるのを防ぐ作用がある。有名な「酸梅湯（さんめいたん）」はその代表例
活血類（かっけつるい）	番紅花（ばんこうか） ＜サフラン＞ 紅花（こうか） ＜ベニバナ＞ ラッキョウ 韮花 など	血（けつ）のめぐりをよくする活血作用をもつ生薬。 月経痛や慢性的な肩こりに悩む人におすすめ

風邪のひきはじめにおすすめの薬膳料理

黒砂糖と生姜《しょうが》の甘粥

材料：１人分

黒砂糖大さじ２～３杯、粟（または米）50ｇ
生姜（しょうが）適宜

つくり方

①土鍋に粟と水、薄切りにした生姜（粟50ｇに対して５枚程度）を加え、粥をつくる。
②できあがるまえに黒砂糖を入れて、あたたかいうちに食べる。

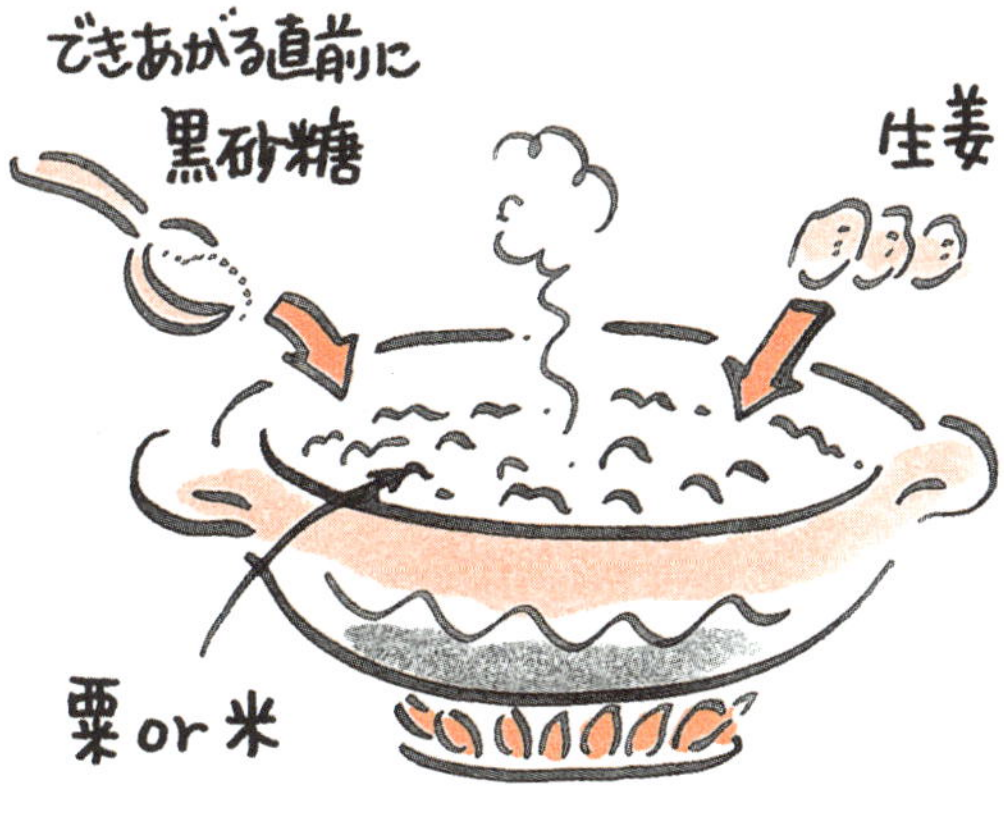

冷えにおすすめの薬膳料理

鴨の甘辛生姜《しょうが》煮

●材料：４人分

鴨肉または羊肉（できれば骨つき）500ｇ
新生姜（しんしょうが）50ｇ、白ネギ1/2本
トウバンジャン小さじ１、砂糖・料理酒・しょうゆ ── 適宜

●つくり方

①鴨肉は、湯通ししてアクを抜いておく。
②一口大に切り、調味料と水、新生姜、ネギとともに鍋に入れ、１時間半～２時間ほどコトコト煮て食べる。

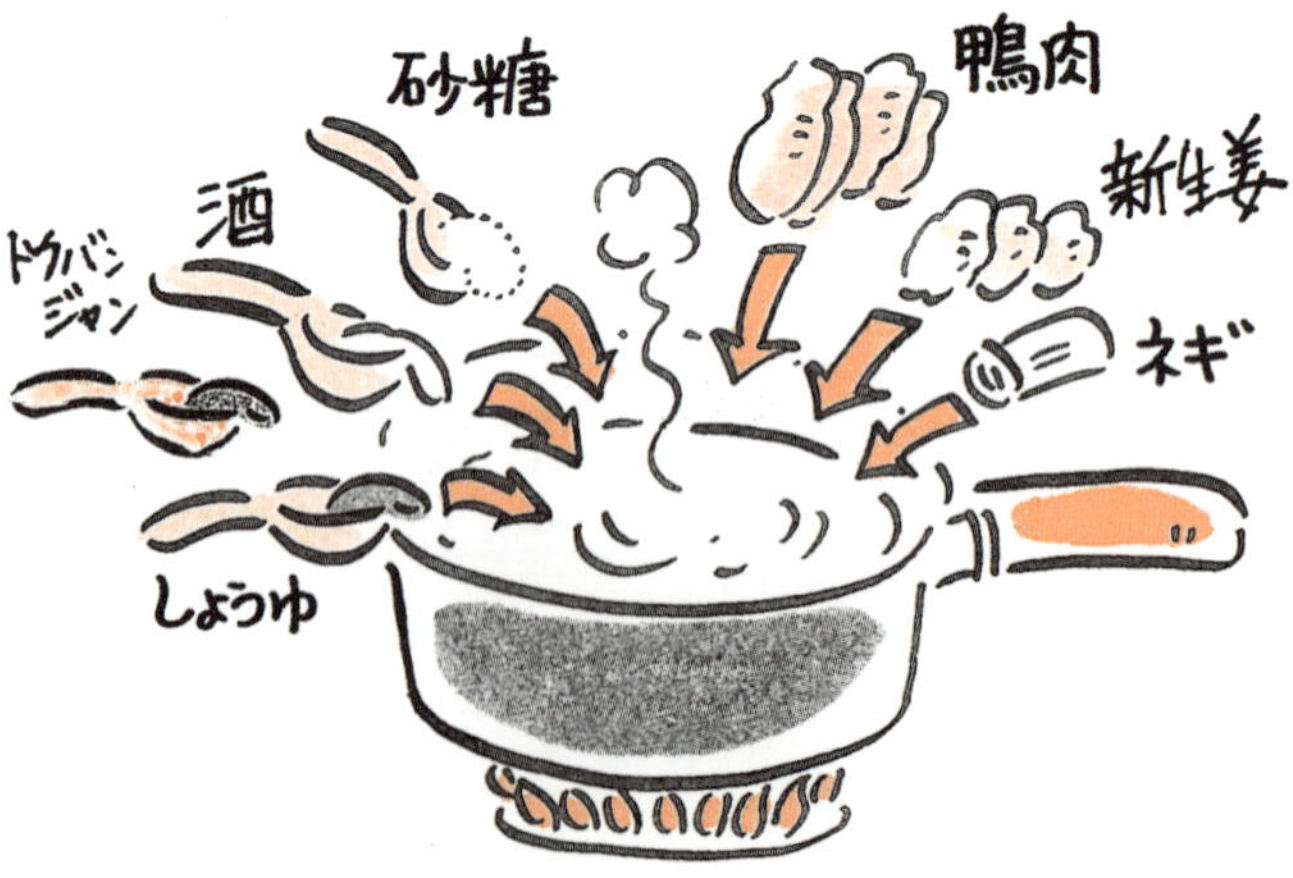

食べすぎにおすすめの薬膳料理

三糸サラダ

材料：4人分

大根（小）1/3本（大なら1/4本）、ニンジン1本
ジャガイモ小2こ（長いもなら100 gから150 g）
酢・塩・砂糖・ゴマ油・ラー油 ── 適宜

つくり方

①野菜はすべて千切りにしてからさっと湯通しする。
②酢、塩、砂糖、ゴマ油、ラー油で好みの味のドレッシングをつくり、野菜と和える。

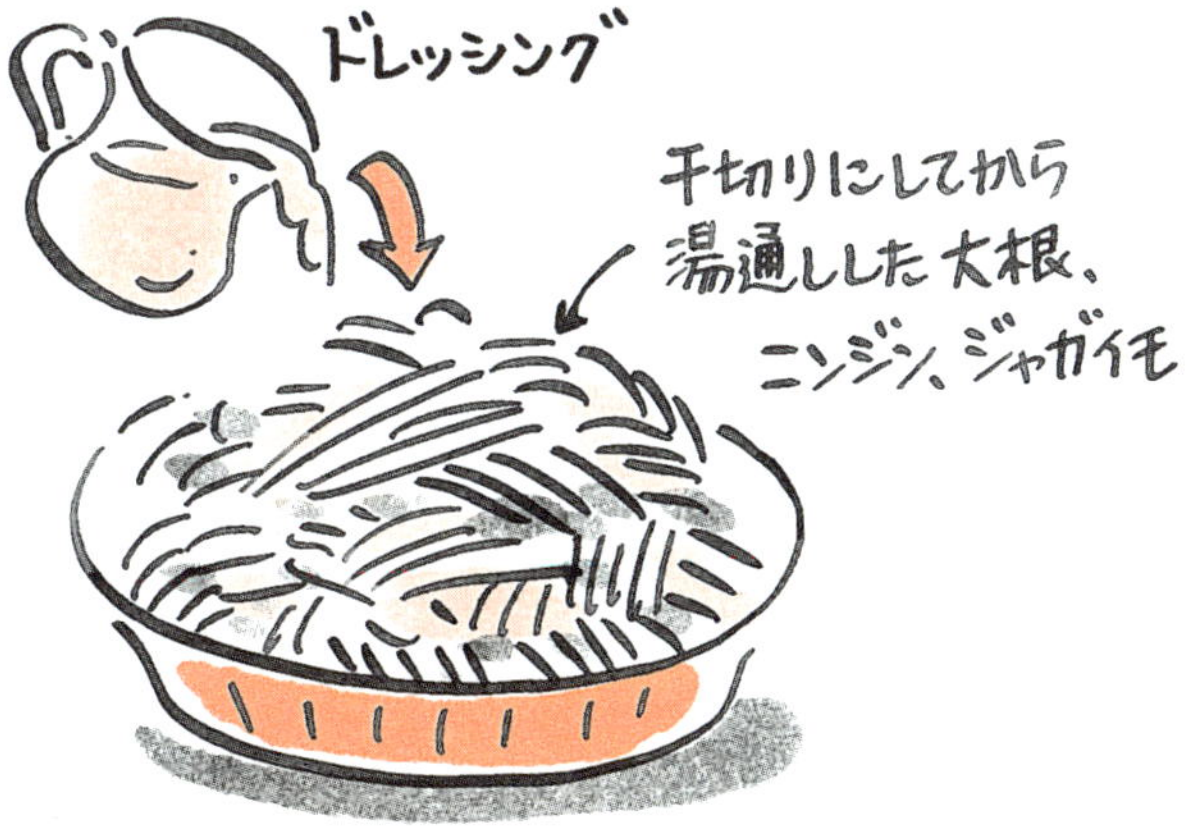
ドレッシング
千切りにしてから
湯通しした大根、
ニンジン、ジャガイモ

酒の飲みすぎにおすすめの薬膳料理

ハトムギと冬瓜《とうがん》のあんかけ

材料：4人分

ハトムギ20 g、冬瓜（とうがん）1/4こ（約500 g～600 g）
干しエビ15 g、顆粒の鶏ガラスープ大さじ2
ネギ・塩・砂糖・こしょう・かたくり粉 ― 適宜

つくり方

①干しエビを水でもどしたものと鶏ガラスープを合わせ、あらかじめゆでておいたハトムギと冬瓜を加える。
②塩と砂糖で調味し、ネギを入れ、ハトムギと冬瓜がやわらかくなるまで煮る。
③できあがるまえにこしょうをふり、水溶きかたくり粉でとろみをつける。

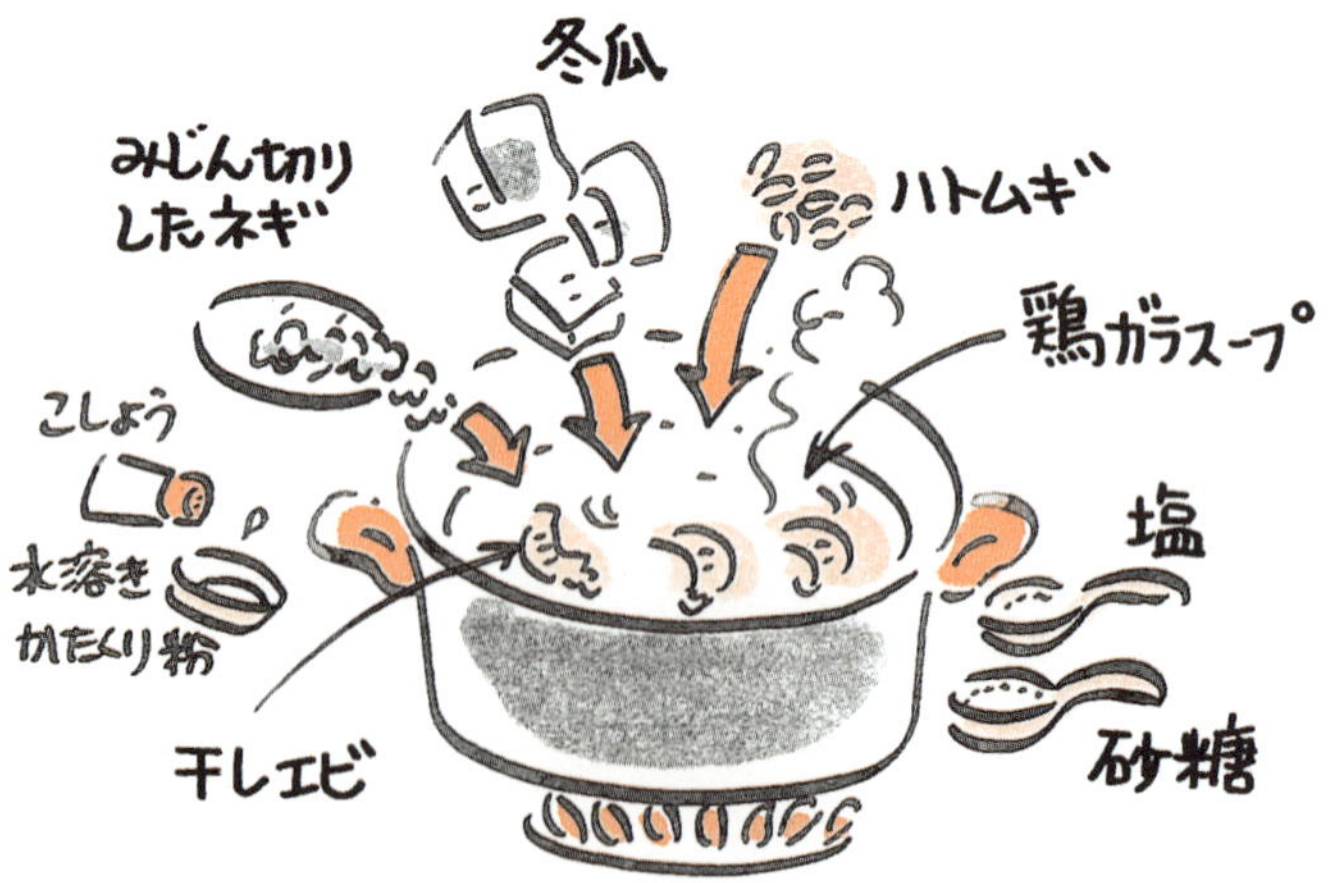

急性の口内炎におすすめの薬膳料理

ニガウリの炒めもの

材料：４人分

ニガウリ１こ、赤ピーマン１こ、塩・砂糖・料理酒 ── 適量

つくり方

①ニガウリと赤ピーマンを千切りにして炒め、調味料で味つけする。

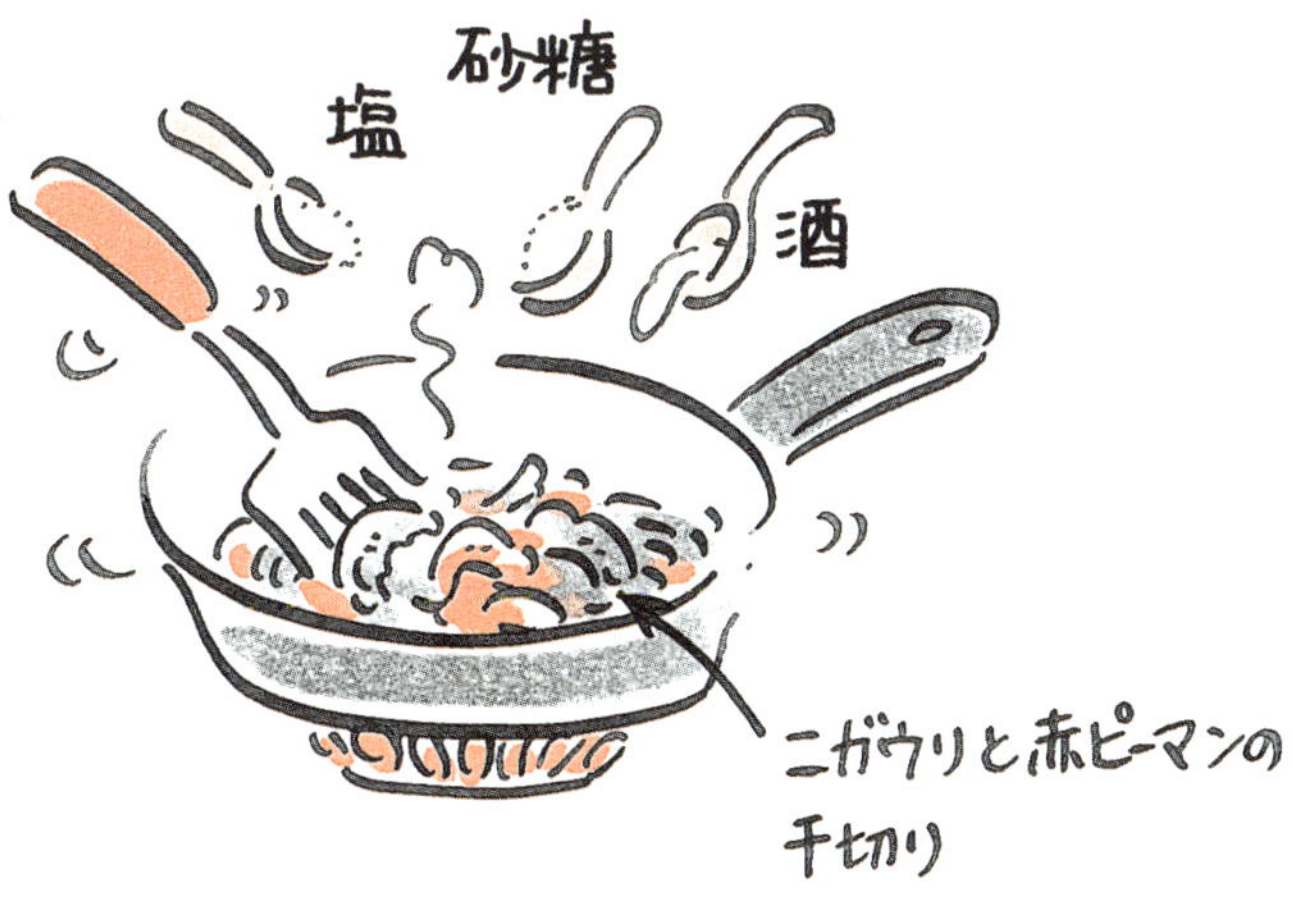

くりかえす口内炎におすすめの薬膳料理

紅沙棘《ホンサージ》ミルク

●材料：１人分

レンコン100ｇ、梨1/2こ、牛乳100ｇ～150cc
紅沙棘油（ホンサージ）数滴

●つくり方

①レンコンと梨のすりおろし汁に牛乳を加え、紅沙棘油を数滴落として飲む。

POINT：紅沙棘はパンダマークの薬局、薬店で購入可能

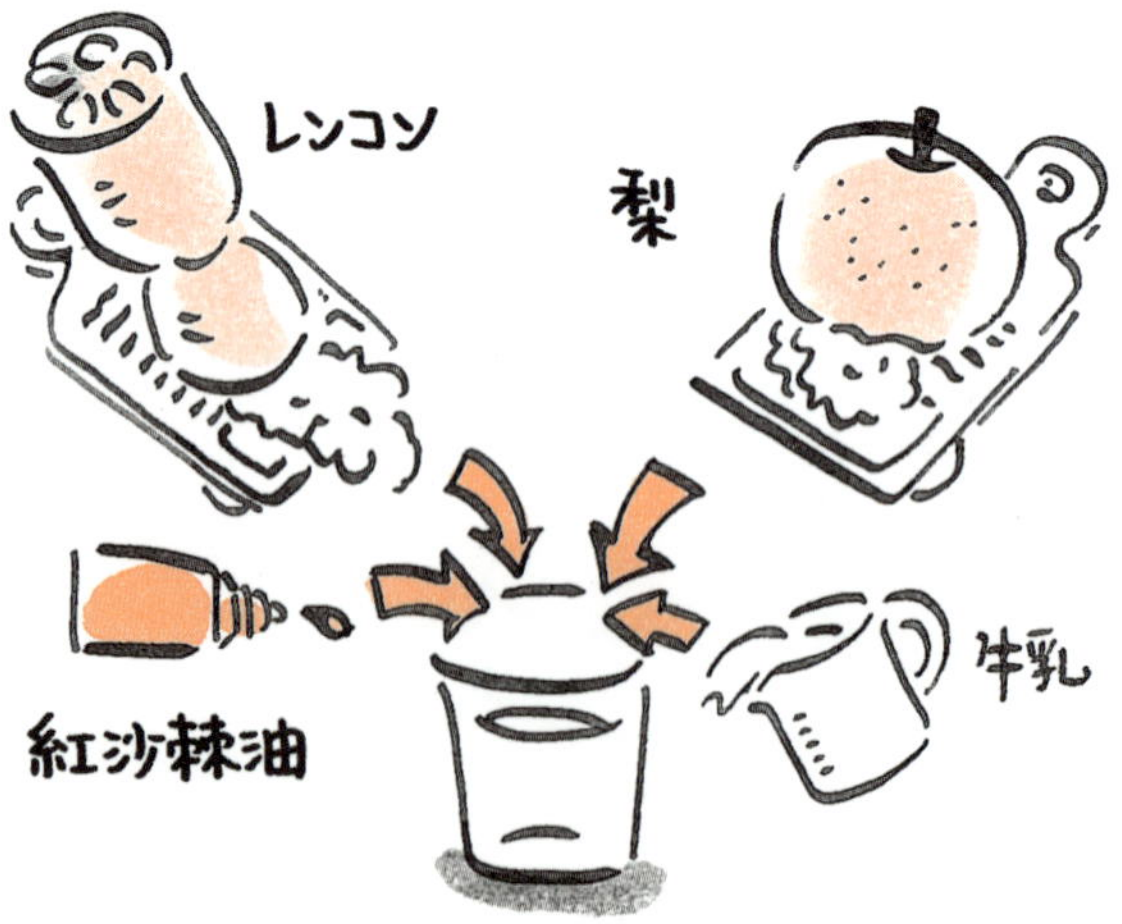

イライラするときにおすすめの薬膳料理

ナツメと百合根《ゆりね》の甘煮

●材料：４人分

ナツメ（乾燥品）100 g、百合根（ゆりね）40 g、ハチミツ適量

●つくり方

①ナツメを水でもどし、百合根と一緒にやわらかくなるまで煮る。

②最後にハチミツで味つけする。温かくても、冷めても美味。

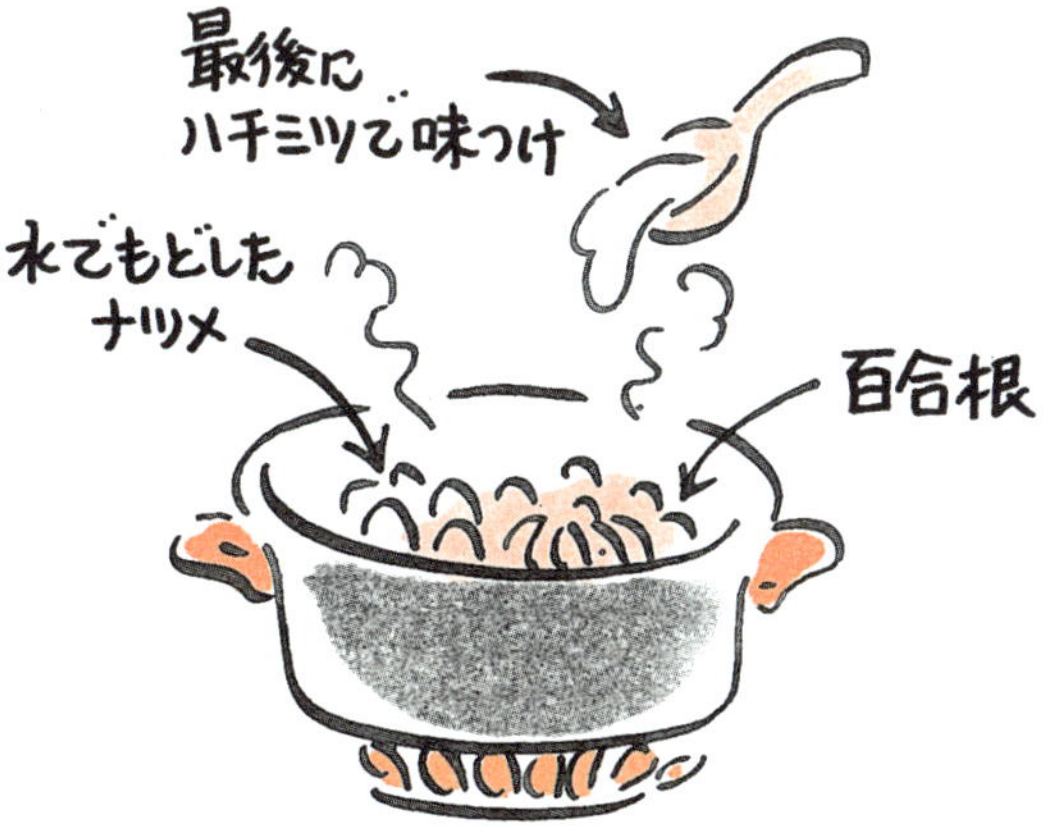
最後に
ハチミツで味つけ
水でもどした
ナツメ
百合根

過労におすすめの薬膳料理

八宝粥

●材料：４人分

もち米200ｇ、ナツメ８こ、ハスの実15ｇ
小豆（あずき）15ｇ、ピーナッツ15ｇ、クルミ15ｇ
ドライフルーツ（干アンズ、干ぶどうなど）30ｇ、ゴマ少々

●つくり方

①もち米、小豆、ハスの実は一晩水に浸けておく。
②ドライフルーツ以外の材料をとろとろになるまで煮る。
③ドライフルーツを加え、さらに15分煮る。好みで砂糖を加えても。

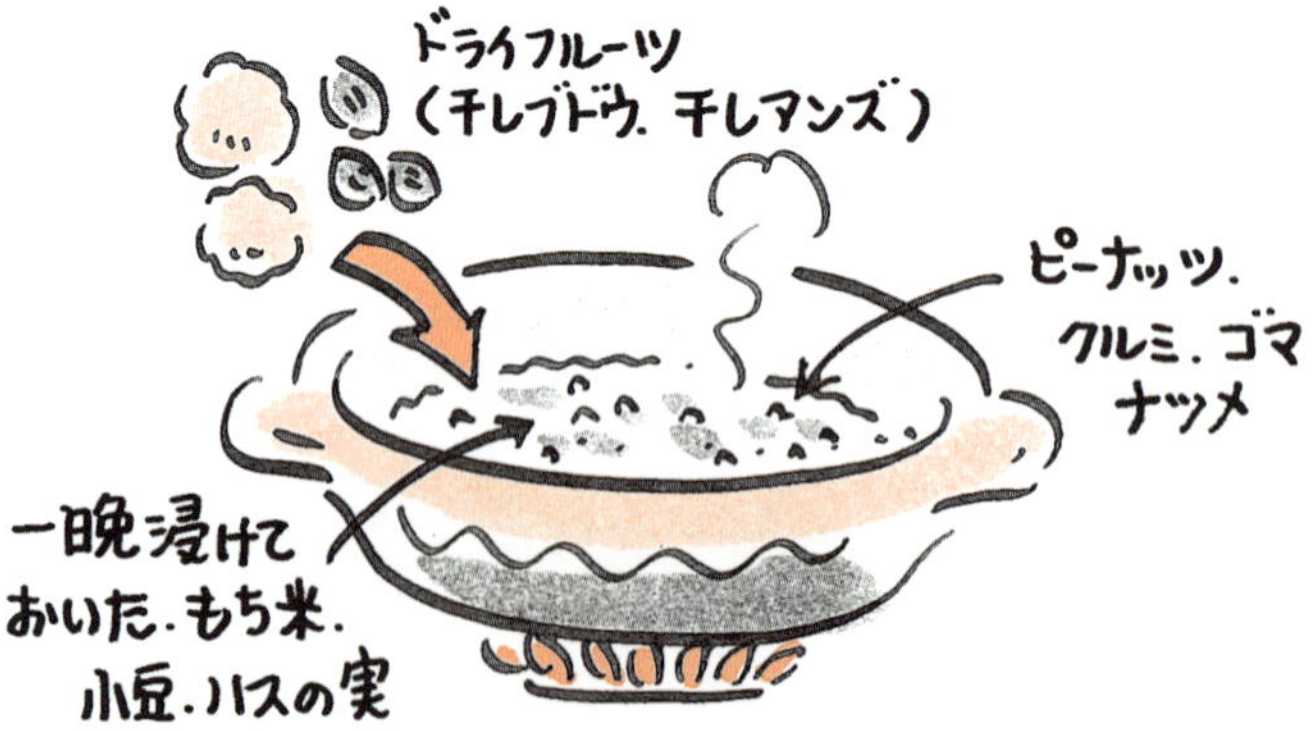

目の疲れにおすすめの薬膳料理

菊花《きくか》とレバーの前菜

●材料：４人分

鶏レバー250ｇ（豚レバーを使う場合は400ｇ）
菊花（きくか）５ｇ、ネギ・しょうゆ・酒・砂糖 ── 適宜

●つくり方

①レバーは酢水で洗い、湯通しする。
②しょうゆ、酒、砂糖と、ネギ、レバーを入れ、水洗いした菊花を加えて、汁が完全になくなるまで煮る。

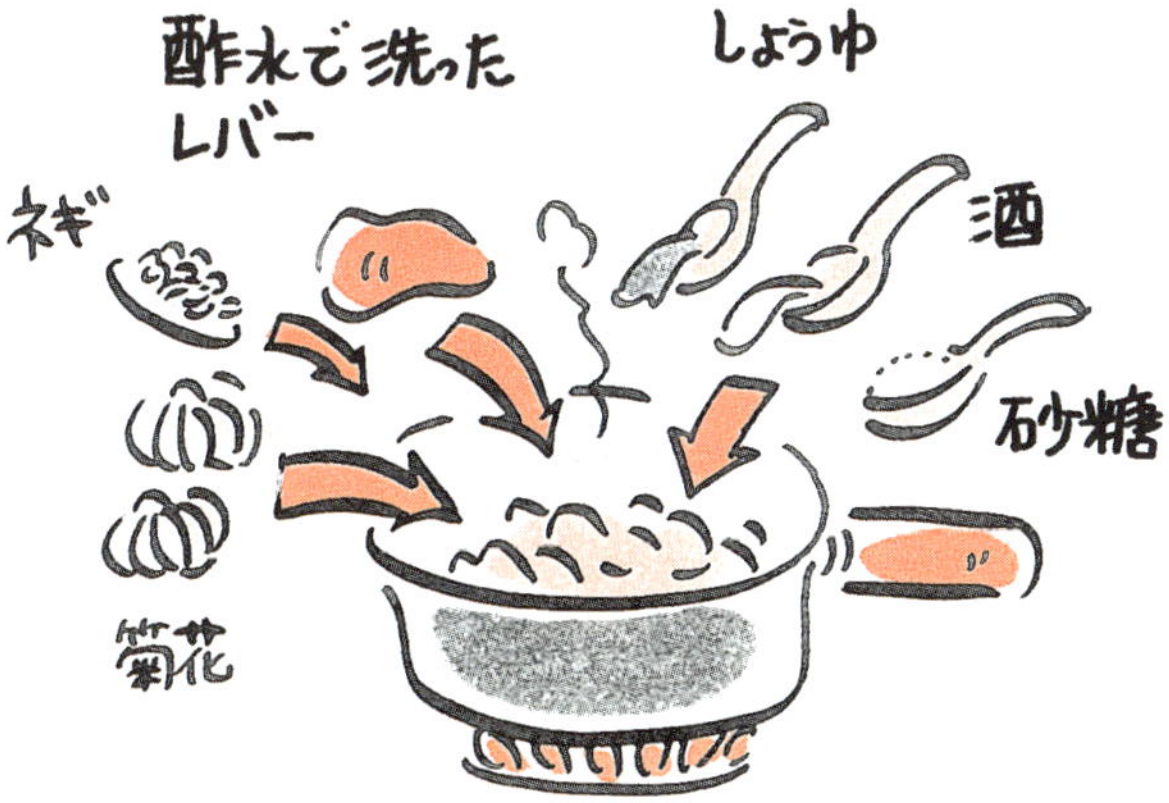

月経痛におすすめの薬膳料理

当帰《とうき》ソースのお好み焼き

材料：４人分

婦宝当帰膠（ふほうとうきこう）

つくり方

市販のソースに婦宝当帰膠を少々加える。お好み焼きをつくり、このソースをかけて食べる。

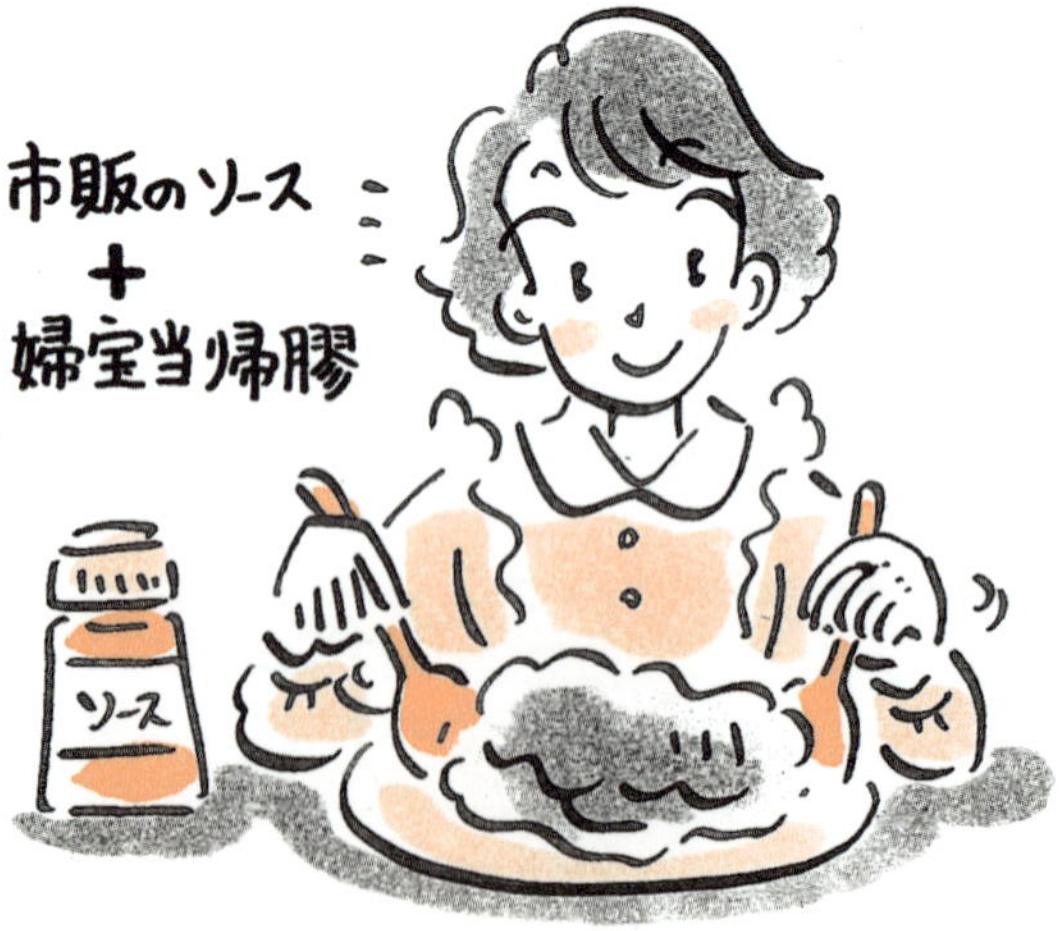

中国茶とオリエンタルハーブティー

体質や症状別によく効くお茶を、おいしく健康的に味わいましょう。

中国茶は料理に合わせて

最近、日本では中国茶がちょっとしたブームになっています。その影響か、中国茶をおいしく健康的に味わいたいという相談を、最近よく受けるようになりました。

中国では、季節や体質によって飲むお茶をえらぶばかりでなく、地域によってもお茶の種類が異なります。たとえば、比較的あっさりした味つけの上《シャン》海《ハイ》では緑茶が好まれ、あぶらっこい料理が多くて湿度の高い広東では、プーアル茶が好まれるというように、それぞれの土地の料理や気候に合ったお茶がえらばれているのです。

いろいろな国の料理を食べる日本では、季節や体質のほか、その日に食べる料理によってお茶を使い分ける、という方法が合っているかもしれません。

なお、季節ごとのおすすめのお茶は、Part2で紹介していますが、下表のようになります。

季節ごとのおすすめのお茶

春	ジャスミン茶、ミント茶
梅雨	紫蘇入り緑茶(緑茶に紫蘇(しそ)を加えたもの)、ハトムギ茶
夏	烏龍茶、菊花茶(きくかちゃ)、西洋人参茶
秋	緑茶(冷え性の人はほうじ茶)、梅茶
冬	紅茶(黒砂糖や生姜〈しょうが〉を加えるのおすすめ。また、砂糖の代わりに「婦宝当帰膠〈ふほうとうきこう〉」というシロップ剤を加えてもよい)

おすすめのオリエンタルハーブティー

中国は、ハーブティーの種類も豊富です。お茶にくらべて価格が安いうえ、さまざまな効能があるので、健康管理のために家庭でもよく飲まれています。

日本でも簡単に手に入るハーブティーとその薬効を紹介しておきますので、ぜひみなさんもおためしください。

「菊花茶《きくかちゃ》」……目が疲れやすい人に

中国産の白菊花のお茶です。日本でも、中国茶専門店などで手に入ります。最近は便利な顆粒状のもの（香菊花《しゃんきくか》）も市販されています。

目の疲れや充血などの症状にぴったりのお茶で、また、のぼせをとる作用もあります。クコの実とブレンドすると、より効果があります。

なお、熱を冷ます作用があるので、夏の水分補給にもおすすめです。

「板藍茶《ばんらんちゃ》」……風邪の予防に

アブラナ科の植物の根っこである板《ばん》藍根《らんこん》のお茶です。中国の家庭では、板藍根のエキスを顆粒状にしたインスタントティーが常備されているというほど、ポピュラーな存在です。

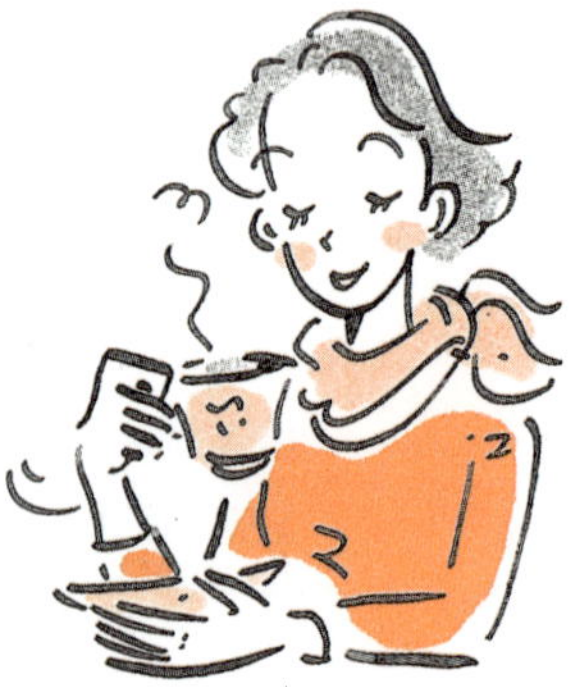

抗ウイルス作用があるため、風邪やインフルエンザの予防にぴったりです。

「田七人参茶《でんしちにんじんちゃ》」……生理痛がひどい人に

血をめぐらせる作用と止血作用をそなえた田七人参は、循環器系の疾患や婦人病などに幅広く使われる生薬《しょうやく》です。これを飲みやすく加工した田七人参茶は、家庭でもよく飲まれています。

瘀血《おけつ》タイプ（P73参照）で、生理痛、肩こりといった症状や、子宮内膜症などの病気がある人に向いています。

「晶三仙《しょうさんせん》」……食べすぎたときに

つい、おいしいものを食べすぎてしまったときの特効薬ともいえるのが、晶三仙という甘酸っぱいお茶です。

晶三仙の主成分である山楂子《さんざし》は中国の果実で、肉類の消化を助ける酵素《こうそ》が豊富に含まれています。晶三仙は、この山楂子に麦芽《ばくが》や神曲《しんきょく》などを加えて、さらに消化力を高めた顆粒状のお茶です。

あぶらっこいものを食べすぎたあとや、消化不良を起こしたとき、高脂血症がある人などには特におすすめです。食後に、脂肪の代謝をたすける烏龍茶とブレンドして飲んでもいいでしょう。

「西洋人参茶」……夏バテ予防に

西洋人参は薬用人参の一種で、からだに必要な潤いとエネルギーを補う作用があります。

西洋人参を飲みやすく顆粒状にした西洋人参茶は、夏バテ予防はもちろん、からだの潤いが不足しがちな人が、ふだんののどのかわきを癒すのにも向いています。

「三爽茶《さんそうちゃ》」……ダイエットやむくみに

水ぶとりしやすい人におすすめなのが、脂肪を分解する作用のある柳茶《りゅうちゃ》という、バラ科の植物に、蓮の葉、スギナ、シベリア人参をブレンドしたお茶です。

夕方になるとむくみやすく、尿の出が悪いときなどには特によいでしょう。

「シベリア人参茶」……ストレスに

ストレス過多な生活を送っている人におすすめしたいのが、「安らぎのハーブ」とよばれる、シベリア人参のお茶です。うつの傾向があり、特に朝方元気がない人に向いています。からだを温める作用があるため、暑い季節には不向きですが、冬や春、秋のストレス対策にはぴったりのお茶です。

香りのよいジャスミンティーにブレンドする飲み方もおすすめです。

「玫瑰花茶《まいかいかちゃ》」……ストレスに

玫瑰花は、香りも見た目もバラの花そっくりなので、中国茶の店では「ローズティー」として売られていることが多いのですが、実は、ハマナスの花のお茶です。

香り高いこのお茶は、ストレスによる胃痛や、月経前のイライラなどに効果があります。紅茶にブレンドして飲むとよいでしょう。

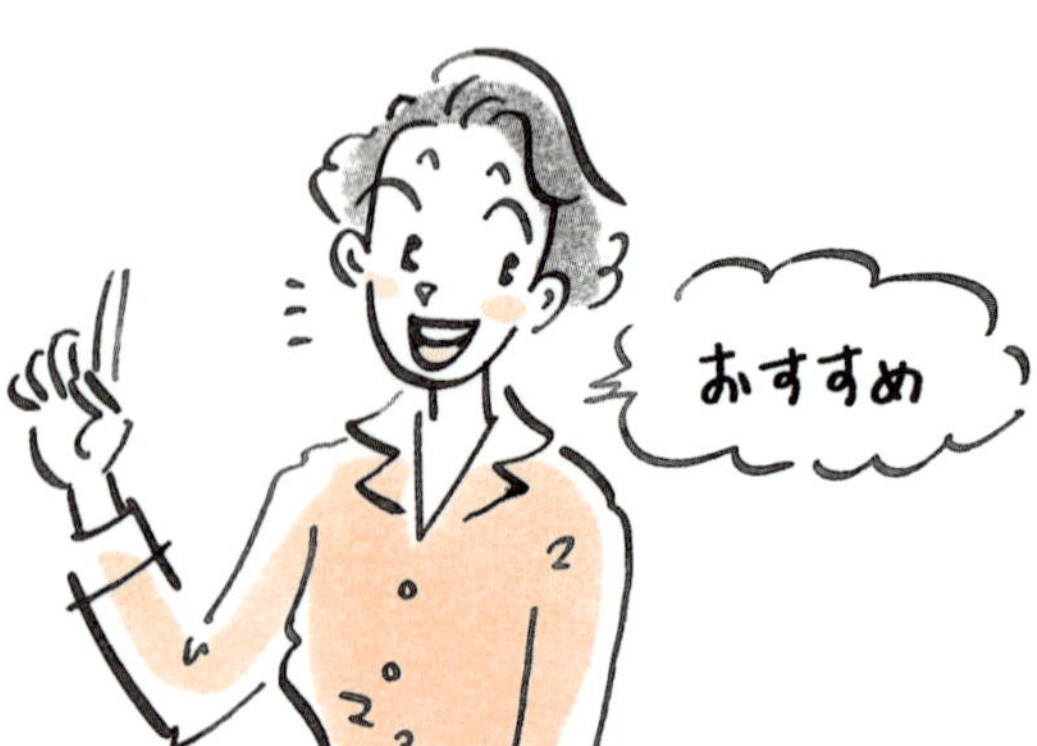

Part 5

お母さんのための中医学知恵袋

中医師
劉《りゅう》 暁非《ぎょうひ》

- 子どものからだと生活術
- お母さんのからだと生活術
- お父さんのからだと生活術
- お年寄りのからだと生活術
- ホームケアと、常備したい中成薬の上手な使い方

子どものからだと生活術

子どもの健康の要は「おなかを大切にする」ことです。

中医学《ちゅういがく》からみた子どものからだ

子どものからだには、大人とちがう大きな特徴があります。ひとつは、内臓も組織もまだ未熟で、とてもデリケートである、ということです。

でも、「未熟」＝「弱い」というわけではありません。成長段階にあるため、生命力自体はとても旺盛《おうせい》です。だから、すぐ病気をしますが、そのかわり治るのも早いのです。

なお、内臓の中で、子どもの病気ともっとも関係が深いのは、「肺」（呼吸器）、「脾《ひ》」（消化器）、そして「腎」です。

なかでも、食生活ともっとも深い関係にあるのは、消化器である「脾《＊ひ》」です。

脾は、後天的なエネルギーを生み出す臓器です。肺や腎といった他の臓器も、脾がつくり出すエネルギーの恩恵を受けて、成長していきます。

つまり、子どもの健康の要となるのは、「おなかを大切にすること」なのです。

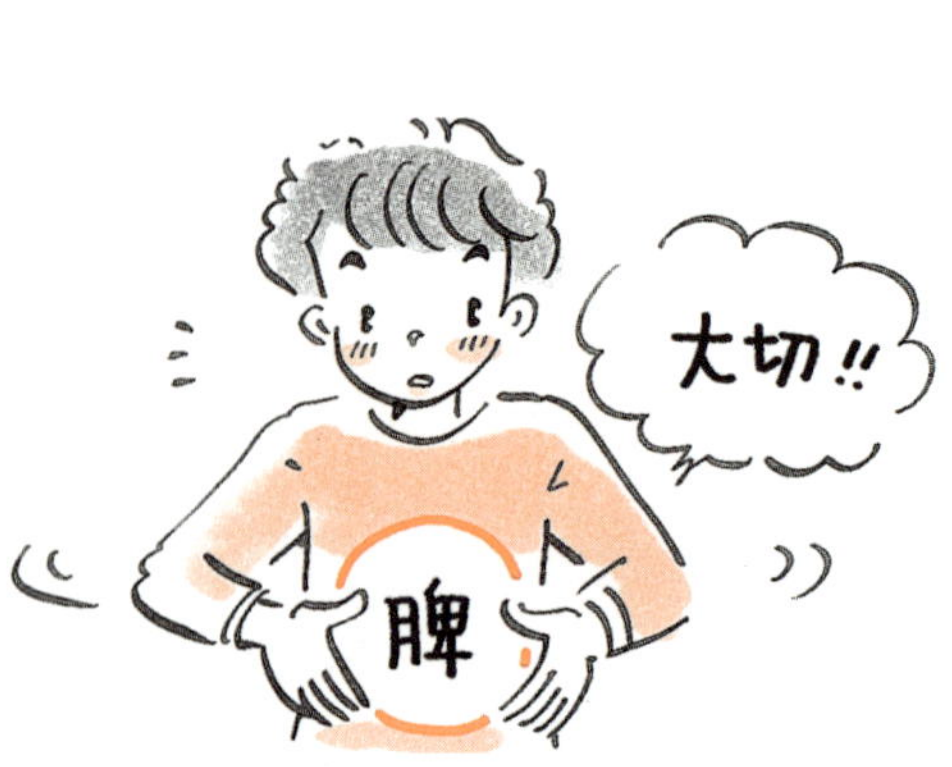

脾（ひ）
五臓のひとつで、食べたものを消化吸収して、からだに必要なエネルギーである気をつくり出す機能があります。（P17参照）

冷菓ばかり食べさせない

私が日本に来て一番おどろいたのが、子どもたちの食生活です。特に、冬でも子どもに冷たいジュースを飲ませたり、アイスクリームをいつも食べさせているということを知ったときには、ほんとうにびっくりしました。

中医学《ちゅういがく》では、「冷たい食べもののとりすぎは脾胃《ひい》を傷つける」と考えています。

そのため、中国の母親たちは、夏でもあまり冷たいお菓子を子どもには与えません。たまの楽しみにとっておくぐらいです。

とはいえ、日本の夏は本当にむし暑く、上手に水分、ミネラルを補給して、からだの熱を外に追い出しておかないと、夏バテしたり、＊熱中症《ねっちゅうしょう》にかかりやすくなってしまいます。

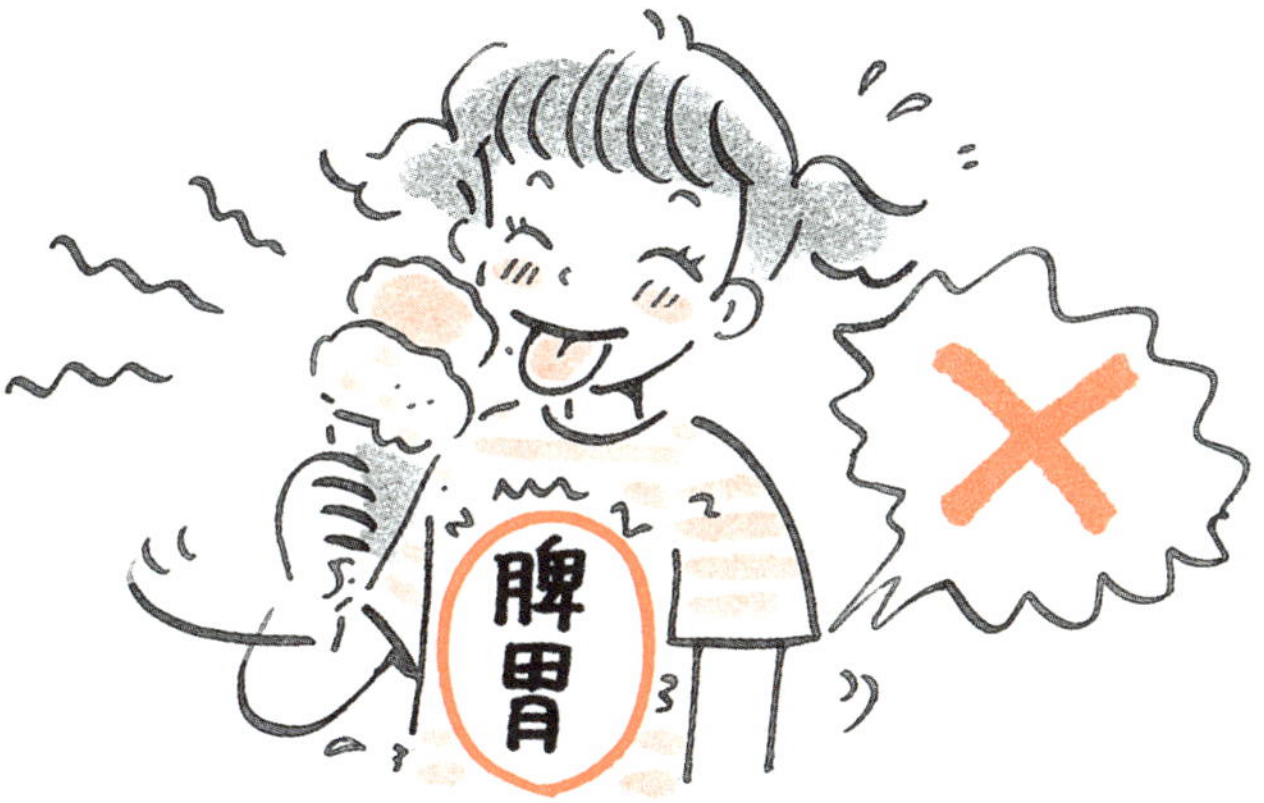

冷たい食べもののとりすぎは「脾胃」を傷つける

熱中症(ねっちゅうしょう)

日射病や熱射病など、高温の環境下で起こる病状のこと。特に、炎天下で運動を続けた場合に発症しやすく、大量の発汗を伴い、脱水症状を引き起こします。

また、呼吸の回数がふえる、顔色が悪くなる、唇がしびれる、めまい、失神、吐き気、頭痛などの症状もあらわれます。

さらに、体温の上昇がいちじるしいと意識障害にまでおよび、多臓器不全を引き起こす場合があります。

スイカや緑豆《りょくとう》で暑熱をとる

夏におすすめしたいのは、旬をむかえる果物です。特に、からだの熱を冷まし、潤いを補う効果のあるスイカ*は、夏にはぴったりのおやつといえます。

また、夏バテや日射病の予防に抜群の効果があるのが、緑豆《りょくとう》*のスープです。からだの熱を冷ます作用があり、決して冷やしすぎることはありません。

つくり方は簡単で、2~3時間水に浸してコトコト煮るだけ。すぐにやわらかくなります。緑豆は日本でも簡単に手に入るようになりましたので、ぜひためしてみてください。

なお、このスープも、室温程度に温めて飲むようにしてください。

刺し身などの生ものはひかえめに

もうひとつびっくりしたのが、日本では、子どもたちまでがお寿司が大好きだということです。まだ小学校に上がる前くらいの子でも、おいしそうにお寿司をほおばっているのを見ると、私としてはちょっと首をかしげざるをえません。

生ものも、冷たいものとおなじように、脾を傷つけます。脾は、後天的なエネルギーを生み出す大切な臓器です。脾の消化吸収力が低下すると、後天的なエネルギーをうまくつくり出すことができなくなってしまいます。このことは、子どもの発育にも影響を与えることになります。

スイカ

ウリ科の植物の中ではもっとも果汁が豊富で、果肉のうち95%が水分で、スイカの果汁にはミネラルが多く含まれています。

「天然の白虎湯（びゃっことう）」との別名があり、高い熱をともなう風邪の水分補給に最適。

緑豆(りょくとう)

小豆（あずき）の仲間でヤエナリ、アオヅキなどとよばれます。日本では、モヤシや春雨の原料として使われていますが、最近は生のものも販売されています。

熱を冷ます、のどのかわきをとる、利尿などの効果があるので、中国の夏の食卓には欠かせない食材。

中国では、日射病や夏バテの予防にスープやお粥にして食べられています。

生ものは「痰《たん》」の原因にもなる

さらに、生ものは消化が悪いので、子どもの未熟な脾ではうまく処理できず、からだに不必要な物質*（痰《たん》など）を生み出す原因にもなります。

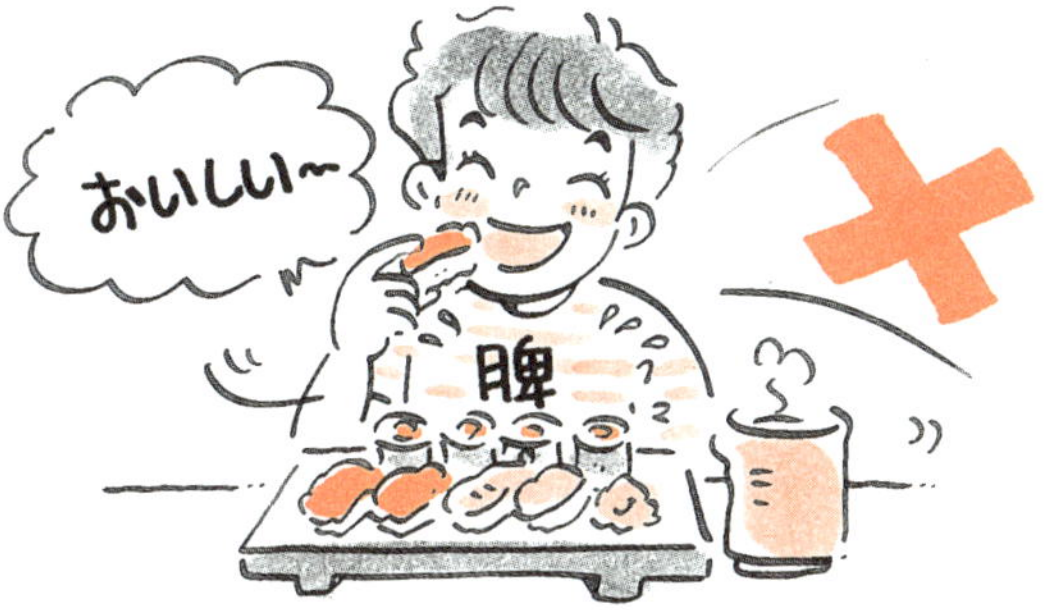

刺し身などの生ものは消化吸収の機能を低下させ、発育に悪影響

魚を生で食べる習慣は、日本の文化のひとつだとは思いますが、中医学から見ると、無条件におすすめできる食べものではないということは知っておいてほしいと思います。

「三分の飢え」の知恵で消化器を守る

親というものは、子どもが食べないことは気に病んでも、食べすぎは案外気にしなかったりするものです。食欲は健康状態のバロメーターでもあるので、「食べられているようなら、安心」と思う気持ちもよく分かります。

でも、消化器が未熟な子どもにとって、大敵なのは飽食。中医学では、子どもには「三分の飢え」、つまり腹七

百貨店やスーパーの中華食材売り場で手に入ります。

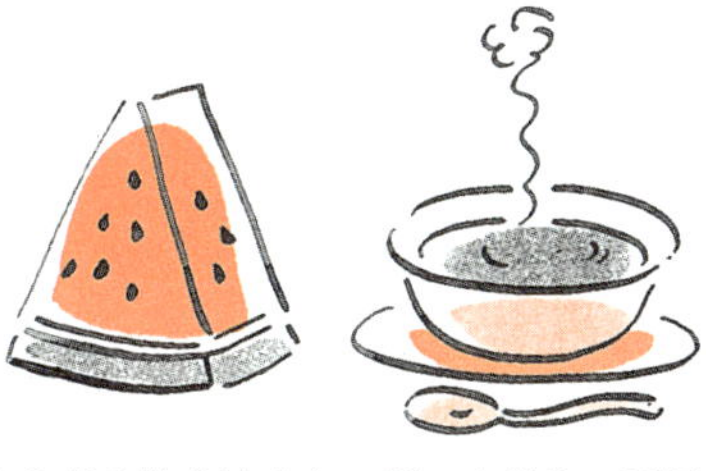

からだの熱を冷まし、潤いを補う、夏場にぴったりのスイカと緑豆のスープ

からだに不要な物質
からだによぶんな水分がたまると、痰（たん）や飲（いん）などの病気の原因物質が生まれます。

分がよいといわれています。食べさせすぎることのないよう、十分に気をつけてください。

　また、「今日はあまりごはんを食べなかったから、せめておやつでも」と、スナック菓子や甘いものを与えているお母さんをよく見かけますが、これは逆効果。食べない子には、無理に食べさせようとせず、むしろおやつを抜いて、外でたくさん遊ばせ、うんとおなかがすくように仕向けてください。ふだんは遊び食いしかしないような子でも、真剣にごはんを食べるようになるはずです。

　おやつは、2〜3歳までの子にとっては補食の意味もありますが、脂肪分や糖分の多いお菓子を毎日与えるのは決してよい習慣とはいえません。そういうお菓子は、たまの楽しみにとっておいて、ふだんは、豆を煮たものやイモをふかしたものなど、素朴なおやつ*をあげるようにしたいものです。

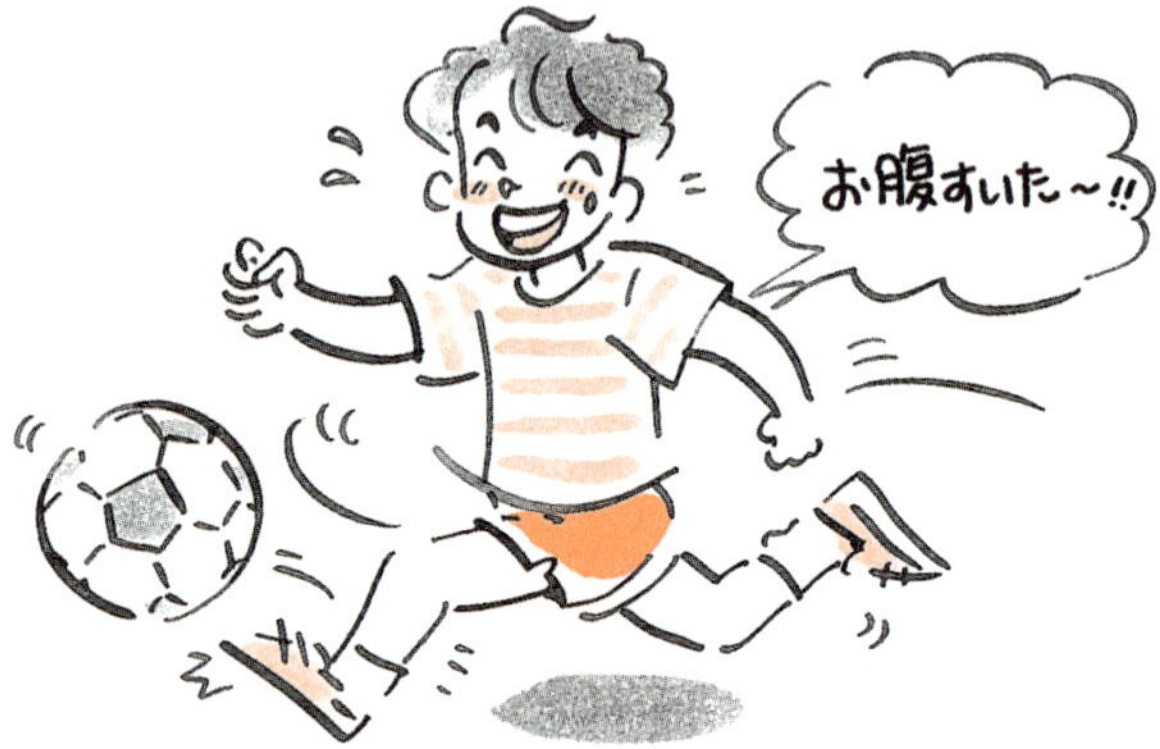

子どもは外でたくさん遊ばせ、うんとおなかがすくように仕向ける

痰は重く粘りけのある性質で、飲はそれほど粘りけのないものをさしますが、両者の明確な境界線はないため、痰飲（たんいん）、痰湿（たんしつ）、水飲（すいいん）などとよばれています。

　これらの物質が生まれると、胃腸の機能障害が起こり、気や血（けつ）などが十分につくり出されなくなる原因にもなります。（P85参照）

素朴なおやつ

　中国では、こどものおやつに腎を補い、脳や骨の発達を促すといわれるカボチャの種やハスの実、くるみ、マツの実などのナッツ類をよく食べさせます。

　また、秋、中国の長距離列車に乗ると、肺を潤す作用をもつ白キクラゲとハスの実をシロップ漬けにしたデザートが、お茶受けとして出てきます。

エアコンの使いすぎに注意

子どもの病気の中で、もっとも多いのは、やはり風邪。

2〜3日で完全に治ってしまうような風邪なら、どんどんひいて、免疫をつけることも大切ですが、長引いたり、こじれたりすると、体力が落ちてしまい、他の病気を併発しやすくなりますし、薬づけになる一因にもなってしまいます。

風邪をひかない子にするためには、まず環境をととのえることが大切です。

たとえば、エアコン。寒い季節は、風邪をひかないようにと、つい温度を高く設定してしまいがちですが、外気との気温差が大きすぎると、かえって風邪をひきやすくなります。

中医学では、子どもには「三分の飢え」と同じくらい「三分の寒」も大切だと考えています。

寒といっても、わざわざ薄着にしたり、冷たいものを食べさせる、というわけではありません。子どもは新陳代謝がはげしいので、厚着はさせないほうがいい、というくらいの意味です。

現代生活で、もっとも「三分の寒」に反すると思われるのは、やはりきつすぎる暖房だと思います。

特に、デパートや電車の中の暖房は、半そででもいいくらいの温度設定になっていて、冬でも汗をかいてしまうことがあります。

そのまま寒い外に出ると、それこそ

風邪の原因になりますので、衣服で調節してあげるようにしましょう。

同じく夏の冷房も風邪のもと。春夏秋冬を通して、できるだけ自然に近い生活を送ることで、皮膚も鍛えられ、ひいては「肺*」も丈夫になり、風邪もひきにくくなっていくのです。

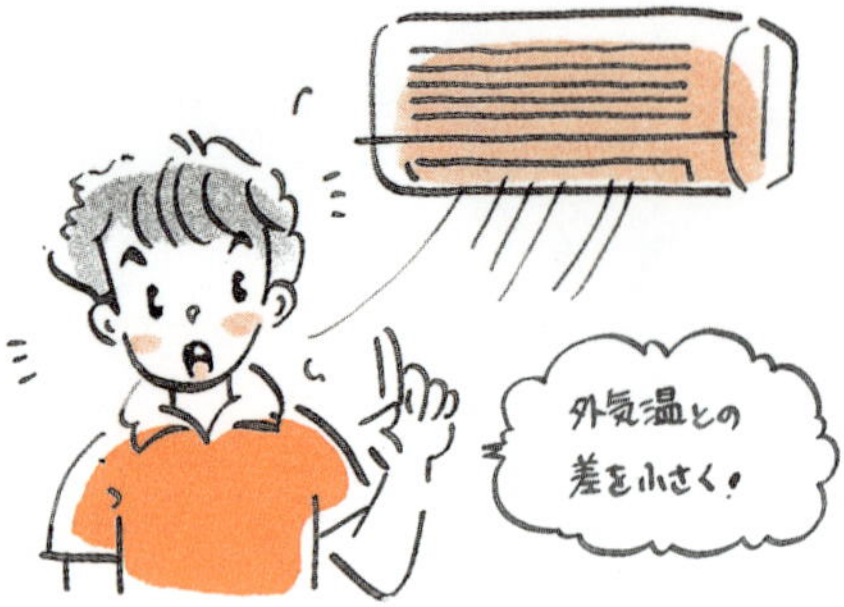

背中とおなかと足は温めて

子どもに厚着は必要ありませんが、内臓を冷やすのはよくありません。

もっとも冷やしてはいけないのが、おなかです。冷たい食べものを避けるのはもちろん、外からの冷えにも気をつけなくてはいけません。

暑い季節でも、おなかが出ないような服装を心がけてください。寝るときは、腹巻きをするのもおすすめです。

また、背中には内臓につながる「ツボ*」が集中しています。そこを冷やすことは、内臓を直接冷やすことにつながります。

もうひとつ、足も冷えから守ることが大切です。

肺と皮膚

中医学では、肺と皮膚は密接な関係があると考えられています。

肺はからだの防衛力である衛気（えいき）を全身にめぐらせているため、肺の機能が正常にはたらいていると、外界から病気の原因となるウイルスなどの物質の侵入を防ぐことができます。

衛気は、からだの表面を流れているからだの防衛機能の最前線といえます。

ツボ

中医学では、からだの体表面には経絡（けいらく）という道筋があると考えられています。

経絡は全身にからだのエネルギー源である気や、栄養分である血を運ぶ道筋で、からだの生理機能である五臓と皮膚をつないでいます。

日本では、冬でも半ズボンですごしている子が多いようですが、中医学的には、あまりおすすめできることではありません。

足を冷やすと、風邪をひきやすくなってしまいますので、足の保温につとめるように工夫してほしいものです。

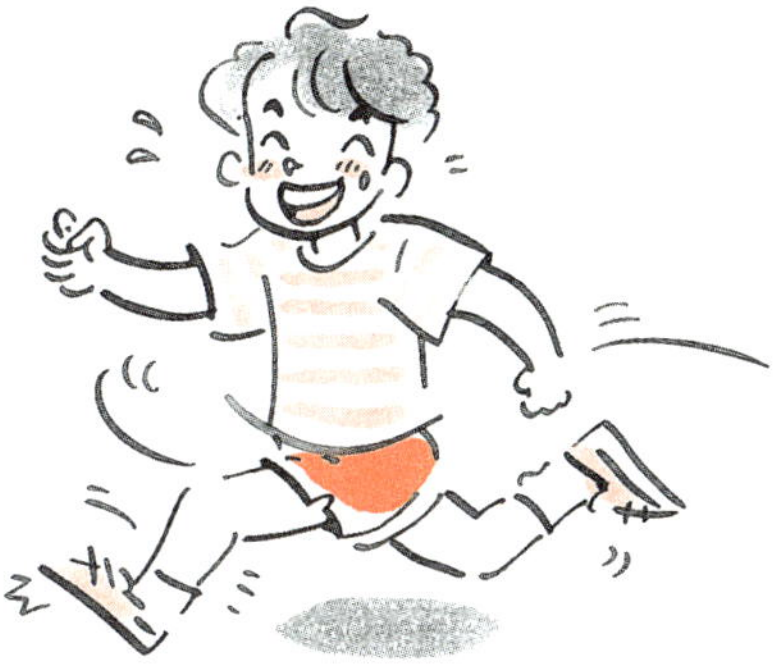

こどもの生活術のポイント

- 子どもの健康の要は「おなかを大切にする」こと
- 冷たいジュースやアイスクリームばかり食べさせない
- 刺し身などの生ものはひかえめに
- 子どもには「腹七分」がよい
- 間食はひかえ、しっかりと食事をとるように仕向ける
- 脂肪分や糖分の多いお菓子はひかえ、豆を煮たものやイモをふかしたものなどの素朴なおやつを与えるようにする
- エアコンの使いすぎに注意する
- 背中とおなかと足は温める

ツボとは、経絡の途中にある経穴（けいけつ）というポイントのこと。経穴に刺激を与える治療法として、ハリ灸やマッサージ療法などがあります。

お母さんのからだと生活術

女性のからだの特徴やおすすめの食材、生活面での注意したいポイントを紹介します。

中医学からみた女性のからだ

3000年ほど前の中国の医学書に、「*女性のからだは7の倍数で変化する」という記載があります。これによれば、初潮は7×2=14歳、閉経は7×7=49歳ということになります。

現代では、初潮の時期は少し早まっていて、11～12歳ではじまる人もいます。また、個人差もありますが、18歳までに初潮があれば正常とされています。

閉経に関しては、今も昔もそれほどのちがいはなく、40代後半から50代前半で閉経する人がほとんどです。

月経は女性の健康のバロメーター

中国では、初潮をむかえるころ、母親が娘に月経についてのあれこれをきっちり教えます。そのため、どんな女性でも、月経中にどんな生活をすればいいのか、どんな症状が出たら病気を疑えばいいのか、といった基礎知識をもっています。

女性の体は7の倍数

中国のもっとも古い医学書『黄帝内経（こうていだいけい）』には、「男性は8の倍数、女性は7の倍数で年をとる」という記載があります。これを「七損八益（しちそんはちえき）」といい、男性と女性の生理機能の発達のちがいをのべています。

女性の記述は、次のようになっています。

「7歳で乳歯が永久歯に抜け替わり、髪の毛が豊富になる。14歳で月経がはじまり、21歳で身長が伸び切る。28歳ではからだがもっとも丈夫になるが、35歳になるとしだいに肌や髪が衰えはじめ、42歳では白髪が目立つようになり、49歳で月経が止まる」

正常な月経は、赤ちゃんを生むための大切な準備です。でも、それだけではありません。月経は女性の健康のバロメーターともいえる存在です。きちんとした知識を得ることで、月経痛をはじめとする不快症状や、子宮や卵巣の病気を防ぐこともできるのです。

正常な月経がどんなものかをまとめてみましたので、ぜひチェックしてみてください。

正常な月経周期と経血量、色、状態

周期	28日～35日
日数	5～7日
経血量	一回の月経でナプキン1パック弱
色	やや暗い赤色
状態	少々粘りけがあり、血のかたまりなどはないのが正常

月経痛はないのがふつう

月経中は、「血*《けつ》」と一緒に「気*」（エネルギー）も外に流れ出し、一時的に「気血《きけつ》」ともに不足した状態になります。そのため、ちょっとだるかったり、眠かったりしますが、そのこと自体は異常ではありません。からだが休むことを求めているのだと考え、いつもより生活をスローダウンさせるよう心がけましょう。

ただ、「だるい」のではなく「痛い」となると、ちょっと問題です。月経痛のある人は非常に多いので、それがふつうだと思われがちですが、正常な月経には痛みはともないません。

月経痛のある人は、つぎに紹介する

気
体内を流れている生命活動のエネルギー源のこと。
体温やからだの生理機能を正常に保ち、外部から病気の原因となる物質の侵入を防いでいます。（P20参照）

血（けつ）
からだにたくわえられている栄養物のこと。西洋医学でいう血液と一致する面もあり、血は常に気と一緒にからだの中をめぐり、五臓やその他の組織に栄養を与えています。（P20参照）

ような生活術を身につけて予防につとめるようにしましょう。なお、痛みがかなり強い場合は、子宮や卵巣に病気がないかどうか、一度婦人科でチェックを受けたほうがいいでしょう。

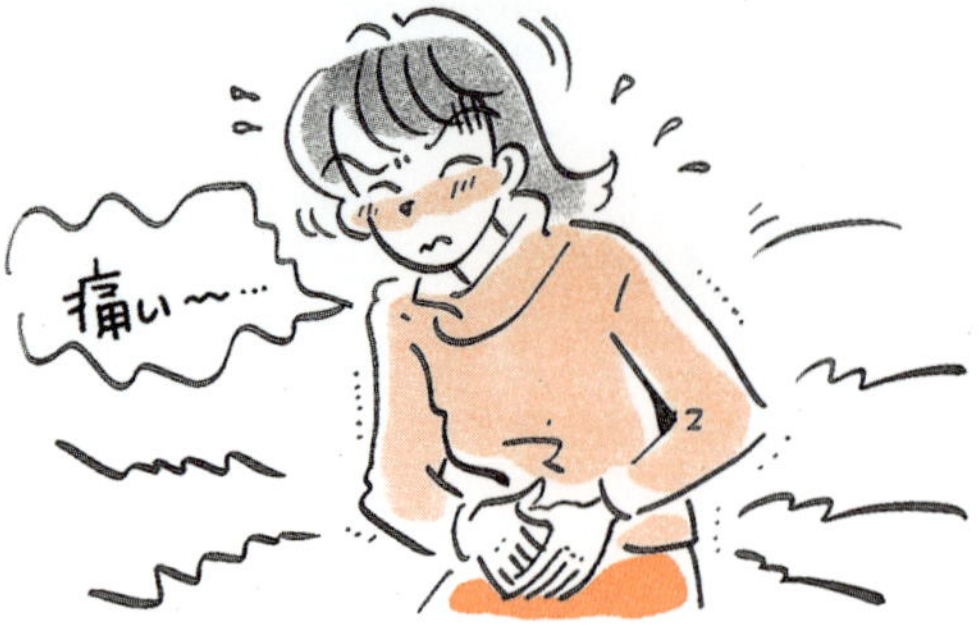

正常な月経には、痛みはないのがふつう

月経中ははげしい運動や入浴をひかえる

月経のトラブルや「瘀血《おけつ》」*を防ぐためにもっとも大切なことは、ふだんの生活です。特に月経中は、からだを冷やしたり疲れさせることのないよう、十分気をくばらなくてはなりません。

日本では、「生理休暇」なるものはあっても、ちゃんと休んでいるのは月経痛が重い人ぐらいではないでしょうか。スポーツ好きの人にいたっては、月経中でもはげしい運動や水泳をする人も多いと聞きます。

水に入ったり、はげしい運動をすると、子宮の収縮がはげしくなって、内膜が必要以上にはがれやすくなり、出血量がふえてしまいます。これは、月

瘀血(おけつ)

血の流れが全身的に、あるいは一部で滞り、からだの各所に栄養が行きわたらなくなる状態のこと。(P73参照)

経痛の原因にもなりますし、貧血をひき起こす可能性もあるので、やはりスポーツは避けるべきです。

お風呂も、シャワーで清潔を保つことは大切ですが、入浴は避けるようにしてください。

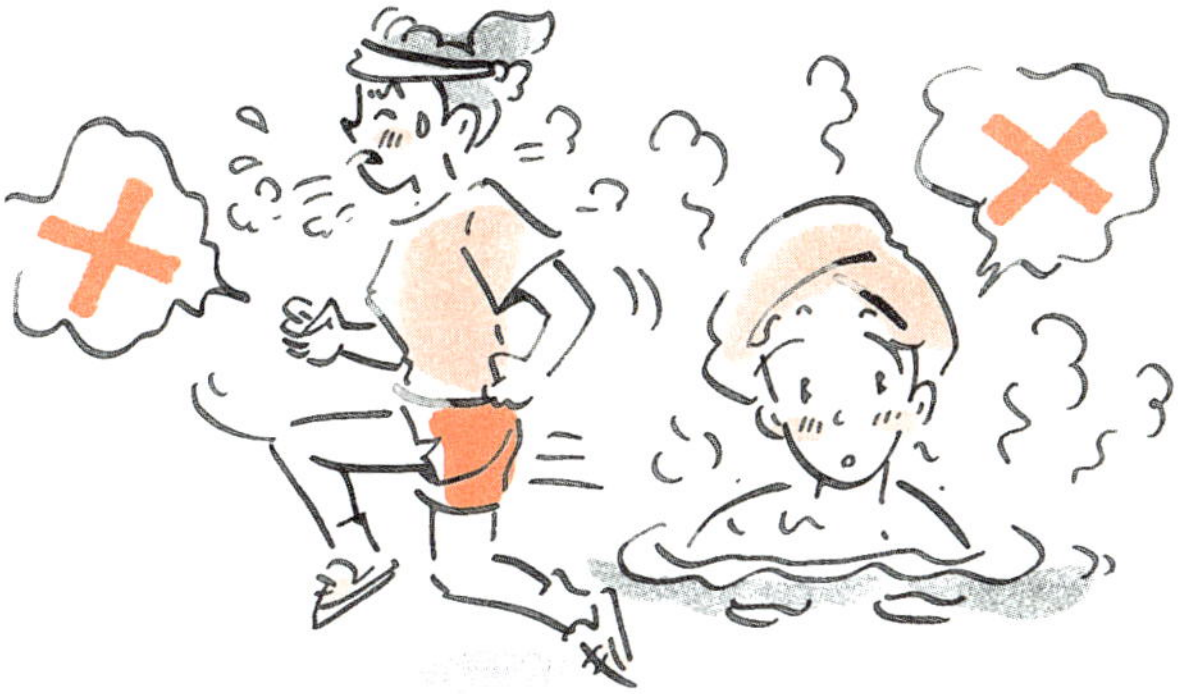

冷えは禁物

はげしい運動や入浴のほか、もうひとつ、月経中に避けなければいけないのが、冷えです。

気と血が不足している月経中のからだは、冷えやすく、風邪もひきやすい状態になっています。

特に、足腰を冷やすことは、月経痛や月経不順のひき金になります。

ですから、素足にサンダルというスタイルや、ミニスカートなどはやめて、下半身の保温につとめることが大切です。

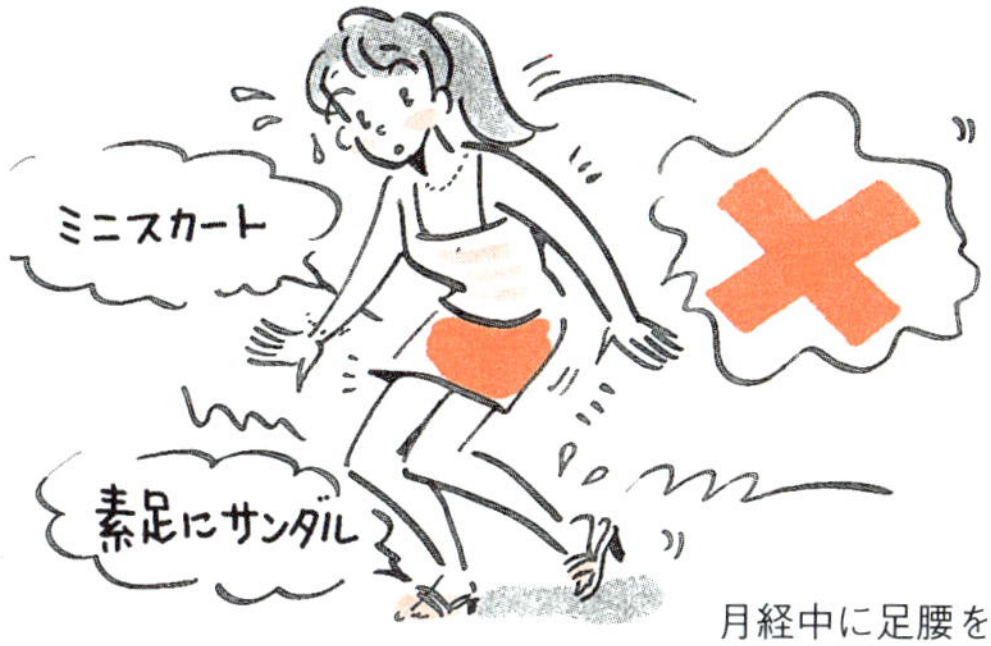

月経中に足腰を冷やすことは禁物！

月経中の食生活術

月経中は、生ものや冷たいものを避け、消化がよくてからだを温めてくれる食事をとることが大切です。

中国の女性は、月経中の血の不足を補うために、クコの実、黒ゴマ、黒砂糖、金針菜《きんしんさい》、当帰《とうき》など、補血《ほけつ》作用のある食材を食生活にとりいれ、月経不順や月経痛の予防を心がけています。

なかでも、活血《かっけつ》作用も兼ね備える当帰は、月経のトラブル予防や治療にオールマイティに使われます。日本では、「婦宝当帰膠《ふほうとうきこう》」というシロップ剤が手に入りやすいので、漢方薬局で相談してみるといいでしょう。

月経中におすすめの食材

●月経中の血の不足を補うもの

クコの実
黒ゴマ
黒砂糖
金針菜
当帰

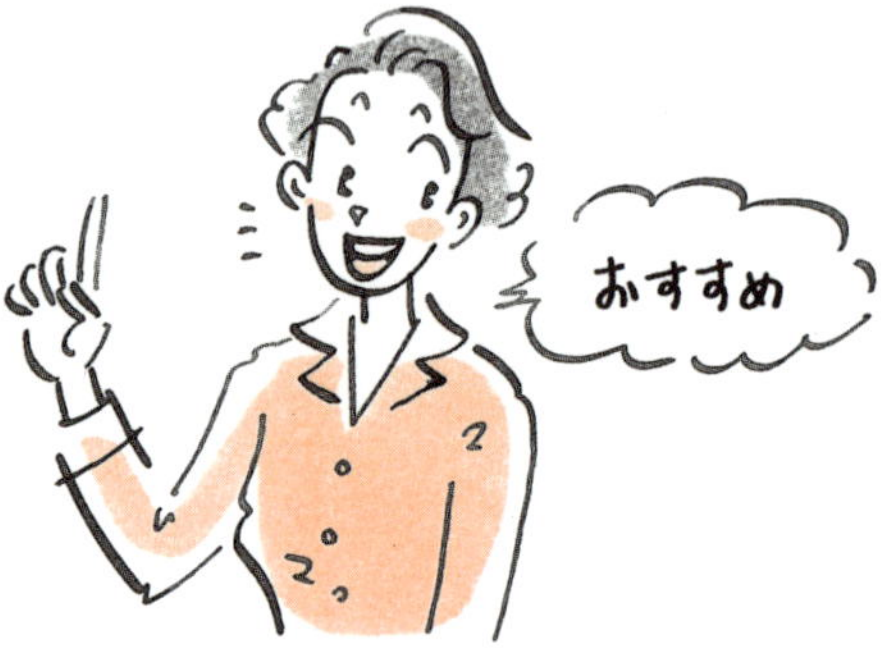

婦宝当帰膠（ふほうとうきこう）

血をふやし、子宮の機能も高める作用のある当帰という生薬が成分の約7割を占めている甘いシロップ状の薬で、血の不足から起こる、貧血、冷え性、生理痛、生理不順、不妊症などに用いられます。

そのほか、更年期障害による頭痛、肩こり、のぼせ、めまいなどの症状にも効果的です。

月経のトラブルには

日本の若い女性に、いま、子宮内膜症《しきゅうないまくしょう》や子宮筋腫《しきゅうきんしゅ》などの病気がふえています。

これらの病気は、中医学的にみると、瘀血《おけつ》がからんでいます。やはり、ふだんのライフスタイルや月経中の不養生が影響をおよぼしているのでしょう。

もし、子宮や卵巣の病気にかかっていることが分かったら、ホルモン剤を使った治療をはじめる前に、ぜひ中医学《ちゅういがく》の専門家に相談をしてみてください。

中医学による治療は、からだ全体のバランスをととのえながら、つらい症状をとりのぞいていくため、からだによけいな負担をかけずにすみますし、ケースによっては、西洋医学的な治療より、ずっと早く効果があらわれることもあります。

また、すでに西洋医学的な治療を受けている場合でも、中医学的な治療を併用することで、からだがもともと持っている治癒力を高め、病気を治しやすくすることができます。

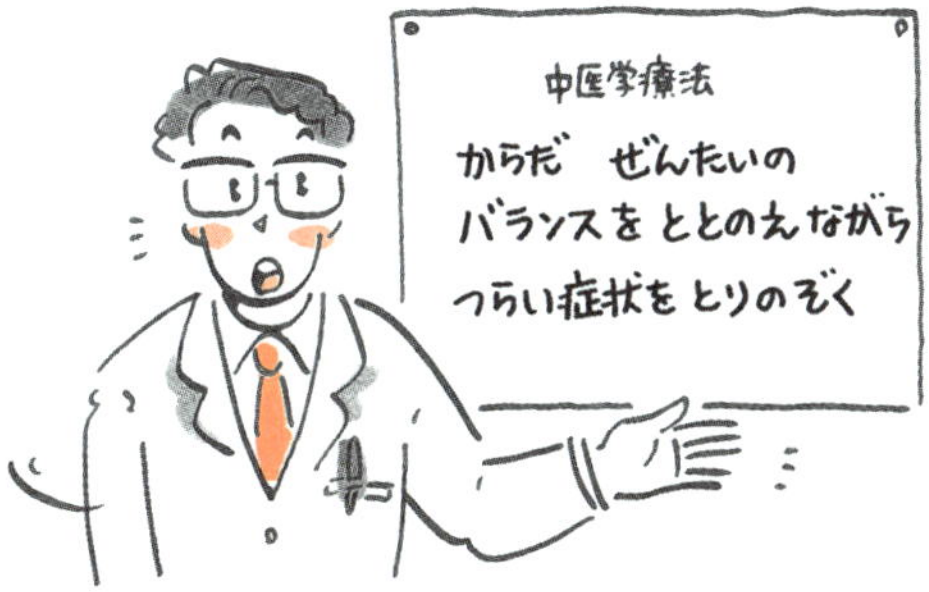
中医学療法
からだ　ぜんたいの
バランスを　ととのえ ながら
つらい症状を　とりのぞく

月経中の生活術

- 疲れをためない
- はげしい運動や水泳はひかえる
- 入浴はできるだけ避ける
- からだを冷やさないような服装を心がける
- 素足やミニスカートは避け、下半身の保温につとめる
- 生ものや冷たいものを避け、消化がよくてからだを温めてくれる食べものをとる
- 血の不足を補う食材をとりいれる

お父さんのからだと生活術

**男性のからだの特徴や、
おすすめの食材、
生活面での注意したいポイントを
紹介します。**

ストレス社会の中でハードに仕事をこなし、夜は夜で毎晩のようにお酒を飲み、慢性的に睡眠不足になっている、といった生活では、からだに異常が現れないほうがおかしいともいえます。
もっと元気に、快適な毎日を送るためには、食生活などにも気をくばって、疲れたからだを早めにいたわる工夫が必要です。

疲れがたまっている？日本の男性

「男性より女性のほうが元気」などといわれることが多い昨今ですが、実際、私から見ても、日本の男性はとても疲れていて、体調が不安定な人が多いように思います。

朝食は大切

私がよく相談を受けるのが、「うちの夫のことなんですが…」というパターンです。本人より、奥さんのほうが心配して、食生活上のアドバイスなどを聞きにこられることが案外多いので

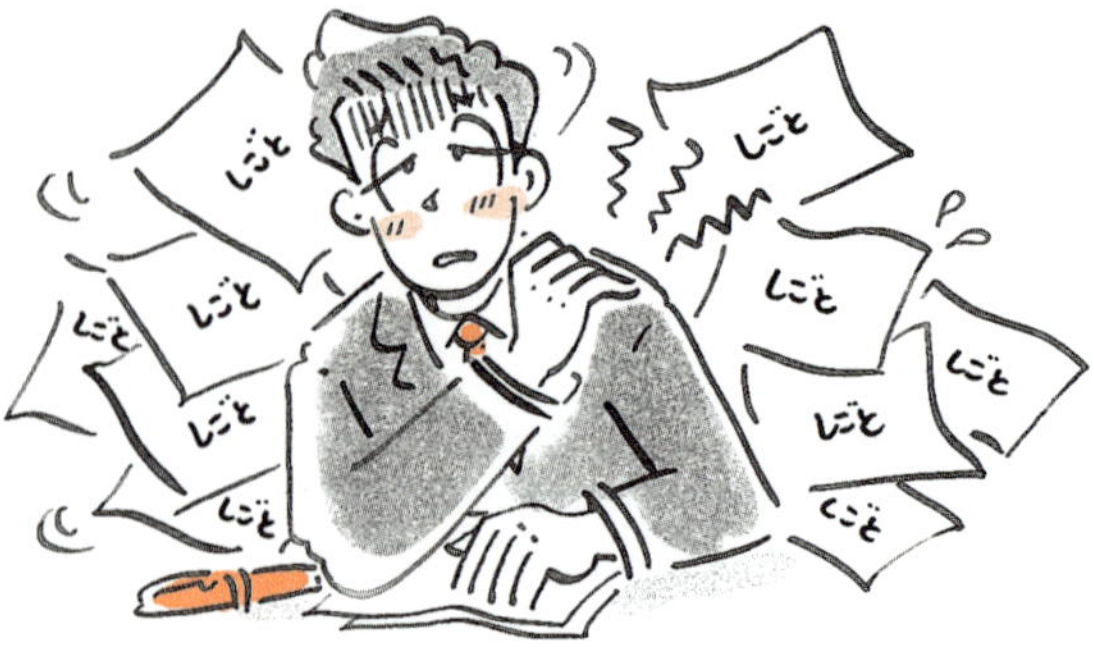

す。家族の健康を守るのはやはり女性なのだなあ、と実感せずにはいられません。

「うちの夫は昼も夜も外食だから、なかなか健康管理ができなくて」という方もかなり多いのですが、そういう方にまずおすすめしているのは、朝食のアドバイスです。

朝はぎりぎりまで寝ていたい、とか、朝はどうもおなかがすかなくて、という人も多いかもしれませんが、一日の活力をつくるのは、やはり朝食。しっかりと食べる習慣をつけておきたいものです。

中医学《ちゅういがく》では、朝食は「消化がよく温かいもの」を食べることが大切だと考えています。

起き抜けに、冷たい牛乳や生ジュースを胃に流しこんで目を覚ます、というのは、決しておすすめできることではありません。胃腸を快適に目覚めさせるためには、お粥*のように消化がよくて温かいものがベストです。トッピングを工夫すれば、バリエーションは無限に広がりますし、栄養のバランスもとりやすいはずです。

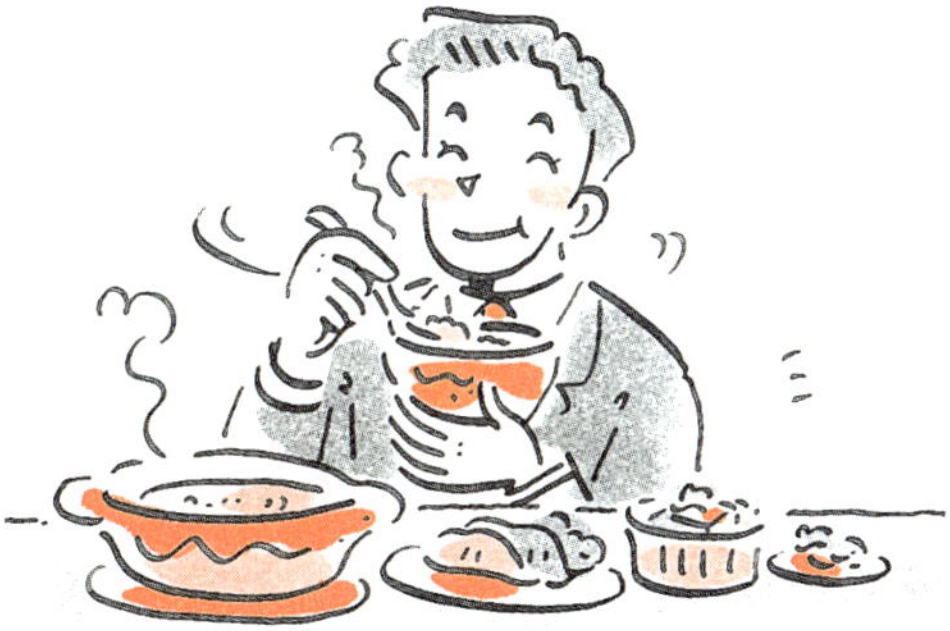

1日の活力をつくる朝食には、消化がよくて温かいものを

お粥レシピ

ふつうの白いお粥に、ハスの実やクコの実などをトッピングしたり、緑豆（りょくとう）や貝柱などを一緒に煮込んだりするとバリエーションが豊富になります。

緑豆のお粥は二日酔いなどに効果的です。

◇緑豆粥

1時間ほど水に浸けた緑豆と米（同量）を、お粥をつくる要領で炊く。ザーサイや高菜などの漬物を添えて。

◇貝柱の粥

一晩水に浸けてもどした貝柱を汁ごと米と少量の油とともに炊く。水加減は、米1Cに対して水7C。

二日酔いの朝には

二日酔いでのどがかわき、からだがほてっているようなら、スイカ、梨、柿、トマト、キュウリ、大根などの野菜や果物を適度にとるのもよいでしょう。

ただし、冷蔵庫で冷やしたものではなく、常温で食べるほうが胃に負担がかかりません。

甘酸っぱい梅ジュースや、さっぱりとしたミントティー、肝臓のはたらきをたすける菊花《きくか》のお茶などもおすすめです。

また、二日酔いに効果のある中成薬《ちゅうせいやく》としては「*星火温胆湯《せいかうんたんとう》」があります。

二日酔いの朝におすすめの食材

●のどの渇き、からだのほてりに

スイカ　梨　柿　トマト
キュウリ　大根
梅ジュース

◇お茶

ミントティー
菊花茶

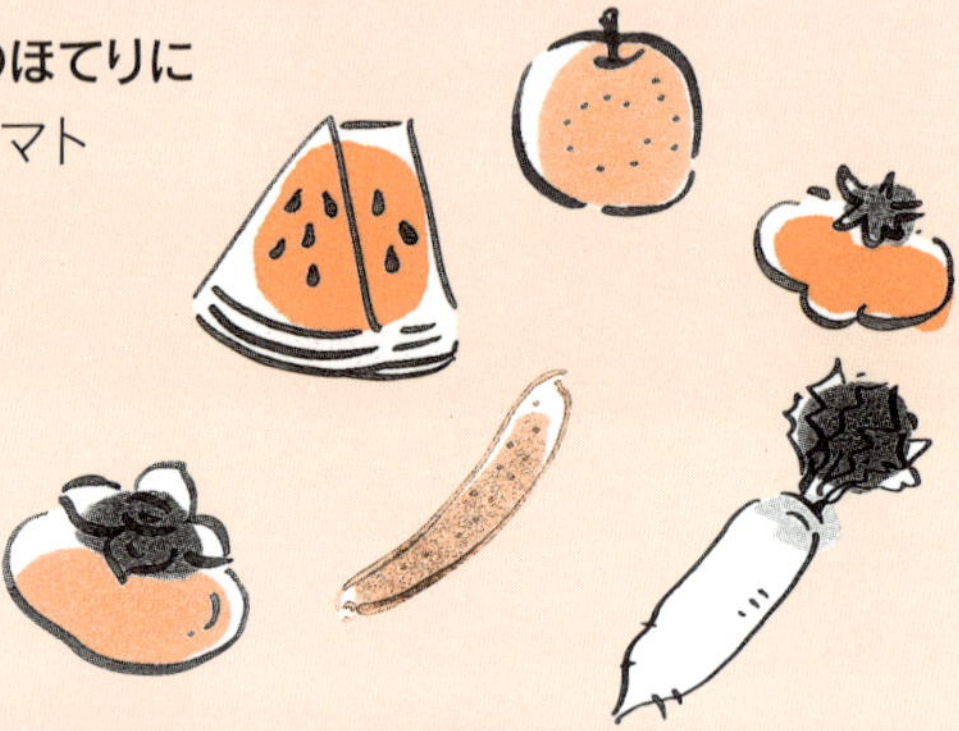

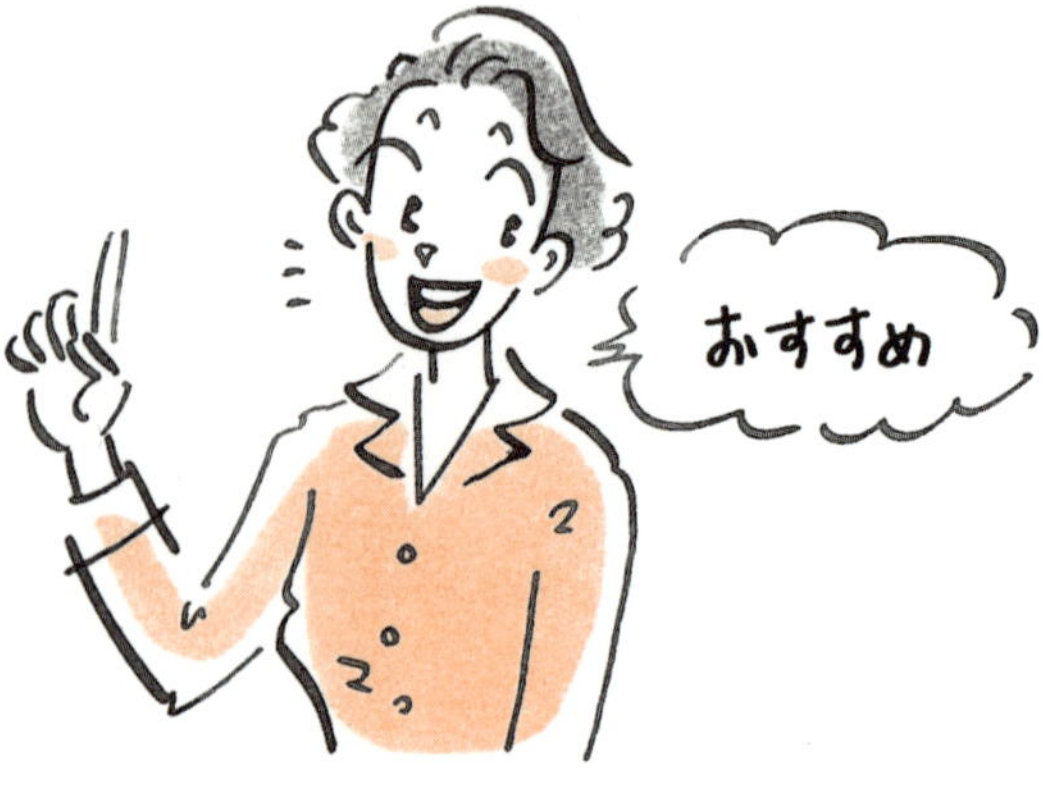

疲れているときには

ハードワークが続いていて、どうも元気が出ないというときには、まずはなんとか睡眠時間を確保することが大切です。

元気のもとである「気」は、夜眠っているときを中心に補充されるものだからです。逆に、夜更かしをすると、それだけで気を消耗する原因になってしまいます。

それが分かっていても、どうにもならないほど仕事が忙しいときには、なんとか他の方法で気を補っておく必要があります。

補気《ほき》作用のある食物としては、米、もち米、ヤマイモ*、ニンジン、豆類などがあります。肉や魚も気を補う作用にすぐれていますが、油の強いものや生ものは、かえって胃腸に負担をかけて、気の生成をさまたげることにもなりかねませんので、油の少ない部位をよく煮炊きして、消化のよい状態にしてから食べることが大切です。

外食も、揚げものやバターを多用した食事は避け、野菜の煮物や具だくさんのスープなどを選んで食べるようにしてください。

なお、ティータイムには、抗ストレス効果のある「シベリア人参*」や、補気作用にすぐれた「西洋人参*」のお茶がおすすめです。お湯で溶くだけですぐに飲める顆粒状のお茶なら、仕事のちょっとした空き時間に飲めるはず。机の中に常備しておくとよいでしょう。

星火温胆湯（せいかうんたんとう）

胃腸のはたらきを助ける作用のある、半夏（はんげ）、茯苓（ぶくりょう）、陳皮（ちんぴ）などの生薬を配合した中成薬。

二日酔いによる吐き気には効果的です。

ヤマイモ

中医学では、ヤマイモは乾燥したものを中成薬の材料として使用しています。生薬名は「山薬（さんやく）」。

胃腸のはたらきが弱っているときなど、お粥に入れて食べるのがおすすめです。

シベリア人参茶

「やすらぎのハーブ」とよばれているシベリア人参のお茶。ストレスや不眠症、疲労回復などに用いられます。

また、滋養強壮（じようきょ

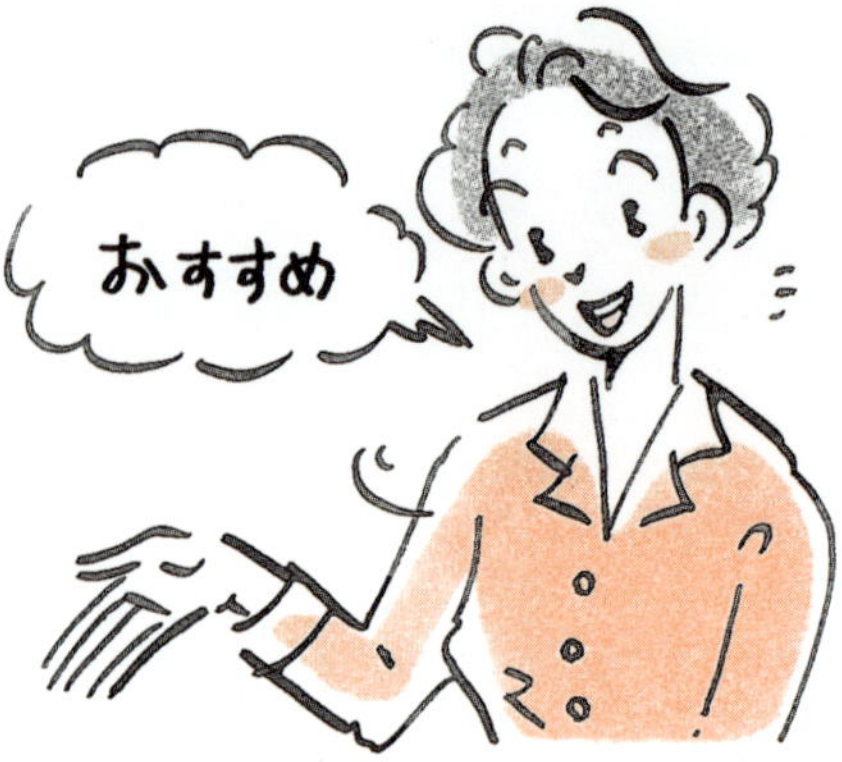

疲れているときにおすすめの食材

●気を補う食材
米　もち米　ヤマイモ　ニンジン
豆類　肉類（脂の多い部分を避けて消化が良いように調理する）
魚類

◇お茶
ストレス→シベリア人参
気を補う→西洋人参

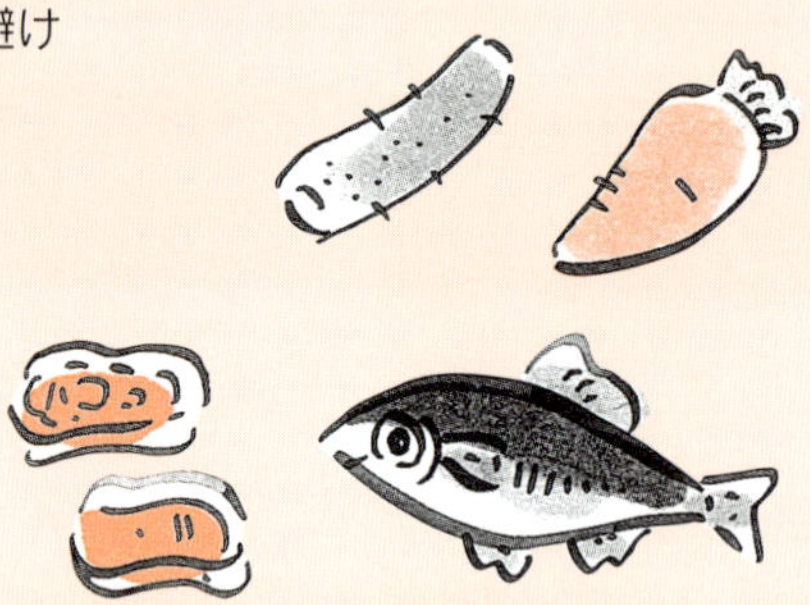

うそう）、免疫機能の増強作用や血圧を調節する作用があります。

西洋人参茶

薬用人参の一種、西洋人参のお茶。からだに潤いを与える作用があるので、夏バテの予防や滋養強壮剤として飲むとよいでしょう。

薬用人参の中でも、特に西洋人参はのぼせを起こさないため、夏に適したお茶です。

お年寄りのからだと生活術

食生活を工夫して、いつまでも若々しく元気に暮らしましょう。

いつまでも若々しくいるために

高齢化社会の現在の日本では、お年寄りを抱えた家族もふえているようです。

お年寄りとの暮らしは、知恵を授かったり、精神的に支えてもらえることも多く、なかなかよいものですが、反面、病気や痴呆で介護が必要になる可能性も含んでいます。

老化という自然現象は、だれも避けようがないものですが、天寿《てんじゅ》をまっとうするその日までは快適に暮らしたい、というのが、お年寄り本人と家族の望むところでしょう。

いつまでも元気で若々しくいるためには、やはりそれなりの工夫が必要です。

ここでは、お年寄りのための食生活のアドバイスをいくつか紹介しておきましょう。

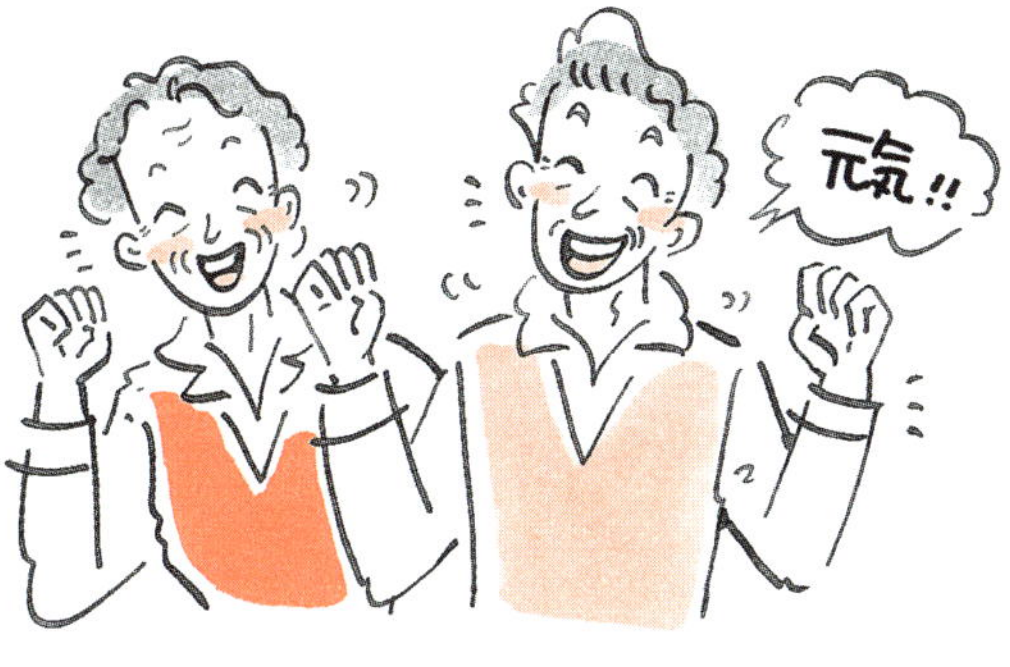

加齢と関係が深い「腎」を補う食生活を

年をとるということは、五臓六腑《ごぞうろっぷ》*すべてが衰える、ということでもあります。

特に、先天のエネルギーがたくわえられている「腎」は、加齢との関係が深い臓器です。腰痛、膝関節痛、骨粗しょう症、痴呆といった老人特有の病気も、腎の機能と大きな関わりがあります。

そのため、年をとったら、腎の機能を補う食べものを意識して食事の中にとりいれることも大切なことです。

補腎《ほじん》作用をもつ食べものには、クルミ、ゴマ、マツの実、スッポン、エビなどがあります。

いつまでも血をサラサラに

お年寄りのからだのもうひとつの問題点は、どうしても全身の血流が悪くなりやすいということです。

心臓疾患や脳の疾患を防ぐためには、できるだけ血がサラサラと流れるようにしておくことが大切です。

血をめぐらせる作用のある食べものとしては、ラッキョウ、タマネギ、ニンニク、トマト、ベニバナ、サフラン、田七人参《でんしちにんじん》などがあります。

なお、血をめぐらせる作用にすぐれた中成薬に、「丹参《たんじん》*」という生薬《しょうやく》を配合したものがあります。

丹参には、血管を拡張して血流をふやす作用、血圧降下作用、血栓抑制作用

五臓六腑(ごぞうろっぷ)

からだの生理機能である肝、心（しん）、脾（ひ）、肺、腎の五臓に、小腸、大腸、胃、胆、膀胱（ぼうこう）、三焦（さんしょう）とよばれる六腑を加えたもの。

中医学では五臓を裏、六腑を表と考え、心—小腸、肺—大腸、肝—胆、腎—膀胱、脾—胃というように、五臓と六腑は互いに深い関係性があるとしています。（P17参照）

丹参(たんじん)を使った中成薬

日本では「冠元顆粒（かんげんかりゅう）」という名前で市販されている中成薬があります。

血の流れが悪くなると起こる、頭痛、肩こり、関節痛などの痛みに即効性があります。また、毎日、服用を続けていると心臓病や脳卒中、ボケの防止にも効果的です。

用、血液粘度を下げる作用、血管を若々しく保つ作用、血小板の凝集を抑制する作用、抗酸化作用などがあることが分かっていて、中国でもお年寄りの病気予防や治療に広く用いられています。

丹参のはたらき

- 血管を拡張して血流をふやす作用
- 血圧を下げる作用
- 血栓の形成を抑制する作用
- 血液粘度を下げる作用
- 血管を若々しく保つ作用
- 血小板の凝集を抑制する作用
- 抗酸化作用

胃腸に負担をかけない

年をとってくると食欲も衰え、また、胃腸の消化吸収機能も弱くなってきます。

食べたくないときには、決して無理はしないで、やわらかくて消化のよいものを、温かい状態で少量食べるようにして、常に胃腸をいたわることが大切です。

「後天の本」*である胃腸の機能をしっかりとさせておくことは、他の臓器の健康を保ち、結果的には老化防止に役立ちます。

暴飲暴食には十分に注意をしてください。

後天の本

からだの成長や基礎代謝に必要なエネルギー源を精（せい）といいます。

生まれたときからもっている精をたくわえているのは腎ですが、精の原料となる気というエネルギーを、食べたものを消化、吸収するというかたちでつくり出すのは脾のはたらきです。

そのため、腎は「先天の本」、脾は「後天の本」といわれています。

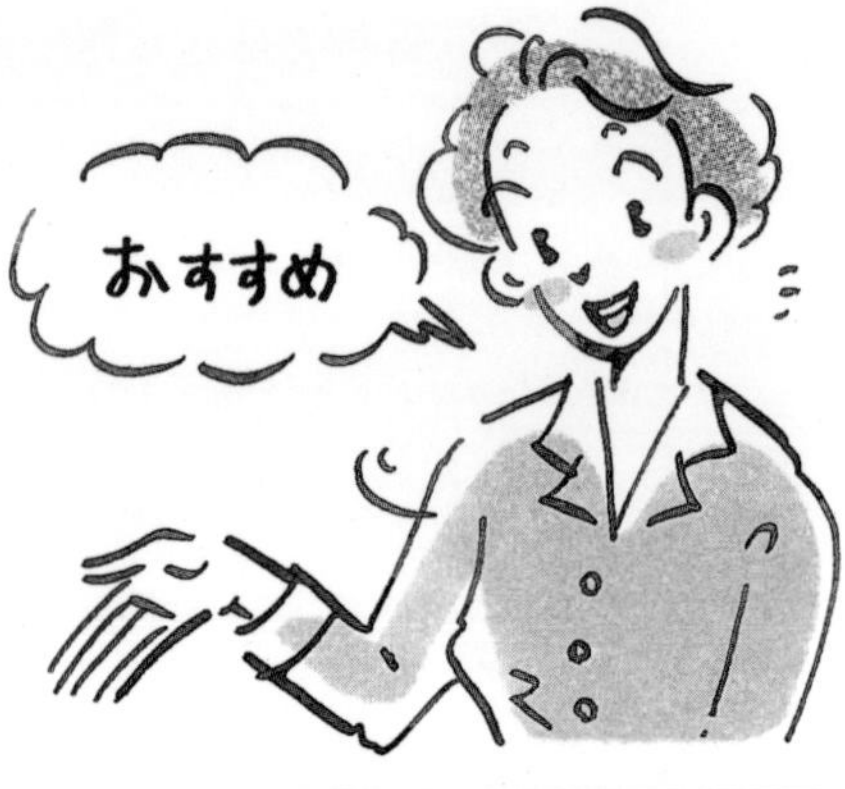

老化予防におすすめの食材

●血をサラサラにして、めぐりをよくするもの

ラッキョウ　タマネギ　ニンニク
トマト　ベニバナ　サフラン
田七人参

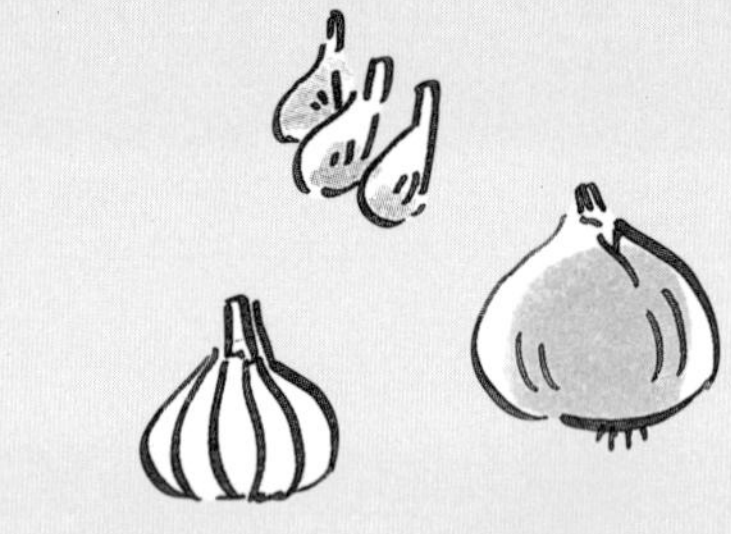

●老化と関係の深い「腎」の機能を補うもの

クルミ　ゴマ　マツの実
スッポン　エビ

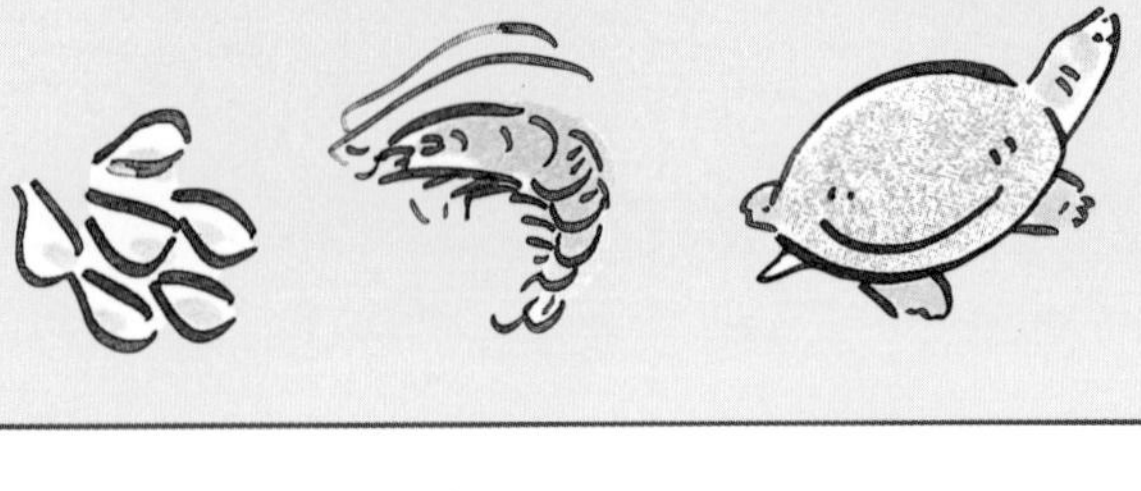

ホームケアと、常備したい中成薬の上手な使い方

家庭にぜひそろえておきたい
中成薬と、
その利用法を紹介します。

これだけはそろえておきたい 家庭常備薬

日本では、中成薬《ちゅうせいやく》という言葉はまだあまりなじみがなく、「漢方薬《かんぽうやく》」というと「慢性病に効く薬」と思っている方が案外多いようです。

もちろん、いわゆる漢方薬も含めた中成薬がさまざまな慢性病に効果を発揮するのは確かですが、だからといって急性病が不得意というわけではないのです。

たとえば風邪は、そのときの症状に合った薬を飲めば、かなりの即効性が期待できます。症状を無理に押さえこむのではなく、からだが自然に治ろうとする力を助ける形ではたらくため、からだに負担をかけることもありません。

薬の特徴をよく知って、家庭の薬箱の中にいくつかの中成薬を用意しておくことで、風邪や胃腸病、肩こりや止血、かゆみといった日常的なトラブルに上手に対応できます。

それでは、ホームケアの方法とともに、家庭の常備薬に適した中成薬を紹介していきましょう。

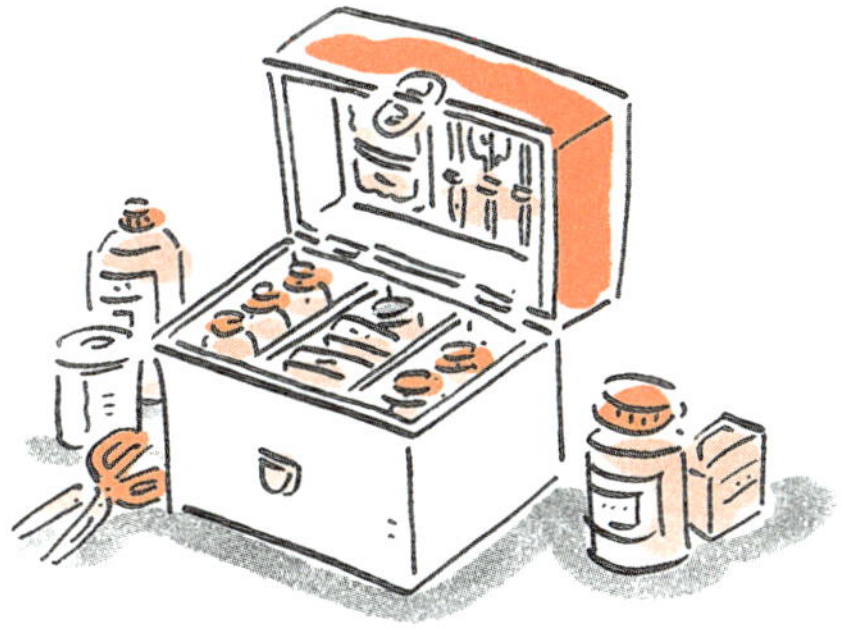

風邪の予防に「板藍根《ばんらんこん》」

中国では、インフルエンザが流行するシーズンには、学校でも家でも「板《ばん》藍茶《らんちゃ》」を飲ませる習慣があります。

板藍茶は、「板藍根《ばんらんこん》」という生薬《しょうやく》を煎じたお茶で、からだのよぶんな熱をとりのぞく作用と、解毒作用があります。現代医学的な実験でも、抗ウイルス作用*が認められています。

実際、板藍茶を飲んでいるとウイルスによる病気を予防することができ、風邪やインフルエンザが流行る時期にはもってこいのお茶なのです。

しかも、気になる副作用はほとんどないため、小さな子どもにも安心して飲ませることができますし、長期服用しても大丈夫です。また、毎日板藍茶でうがいをするだけでもかなりの効果があります。

唯一の欠点は味が苦いことですが、日本でも手に入る顆粒状の板藍茶なら、苦味はほとんどなく、子どもにも飲ませやすいはず。家庭に常備しておけば、なにかと安心です。

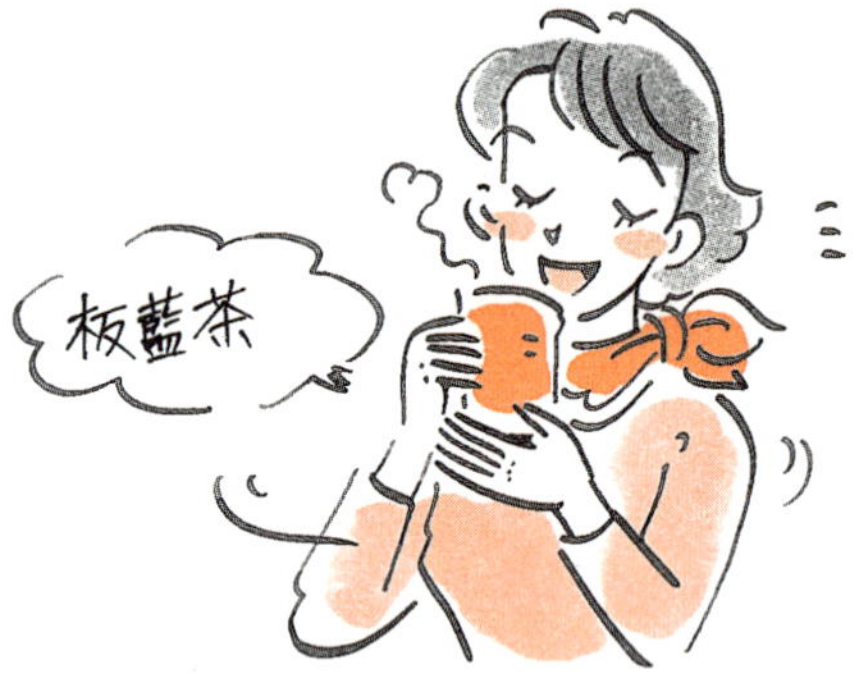

抗ウイルス作用

はしか、おたふく風邪、みずぼうそう、急性肝炎、ウイルス性結膜炎など、感染率の高いウイルスによって発症する病気に対して、有効な作用のこと。

酢を利用した予防法も

もうひとつ、中国に古くから伝わる風邪の予防法を紹介しましょう。

食酢を土鍋（またはガラスやホーローの鍋）に入れて火にかけ、蒸気を吸うというものです。酸の力で、空気中や人の呼吸器内にひそんでいるウイルスを消毒するので、風邪が広まるのを防ぐことができます。

この方法なら、うがいがまだできない赤ちゃんののどにも、確実に届くはずです。

お酢のツーンとしたにおいが家中に広がりますが、あとに残るにおいではないので、なれるまで少々ガマンを。あまりにも酢のにおいがきつく、むせてしまうようなら、少し水でうすめてもかまいません。

風邪をひいてしまったら

いくら予防を心がけていても、1年に何度かは風邪をひいてしまうこともあると思います。

ひどくなったときには、病院で診察を受けることも大切ですが、風邪のひきはじめや、それほど症状がひどくないときなら、中成薬のホームケアで対処することも可能です。

ただ、風邪とひとくちにいっても、いろいろなタイプがあります。その見きわめをまちがうと、かえって風邪をこじらせてしまうこともありますの

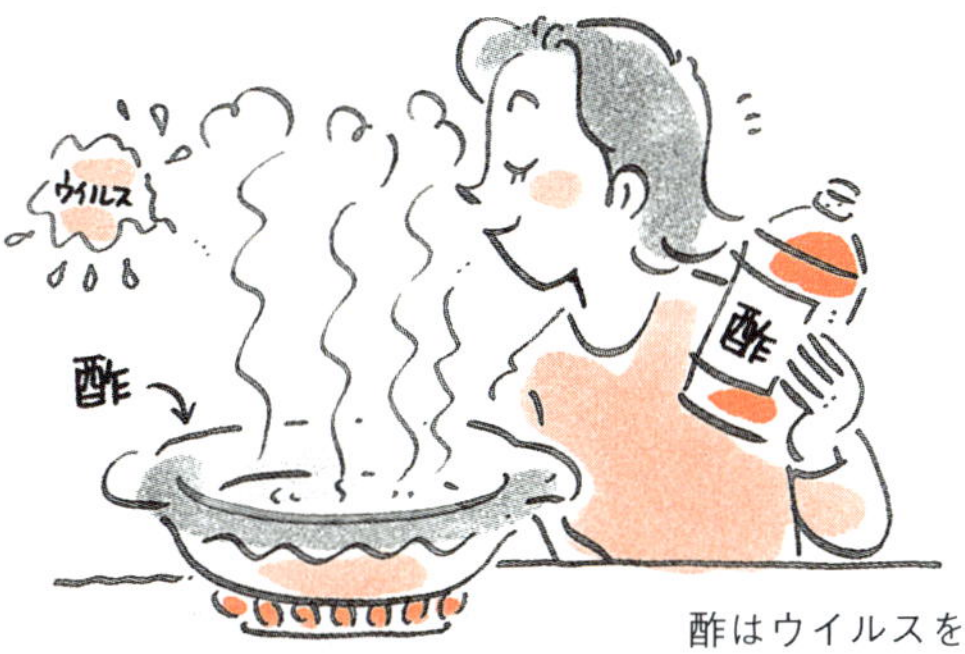

酢はウイルスを消毒する作用がある

で、自信がないときには、漢方の専門家に相談するようにしましょう。

風邪のタイプには次のようなものがあります。

風邪のタイプ

青い風邪

寒気がして顔色が青いとき

赤い風邪

顔色が赤く、のどが痛むとき

黄色い風邪

下痢や嘔吐をともなうとき

【青い風邪】寒気がして顔色が青いとき

風邪のひきはじめにもっとも多いのは、ぞくぞくと寒気がして、水っぽい鼻水が出るという症状です。のどのはれや痛みなどの炎症はあまりないようなら、からだを温めて発汗させる「*葛《かっ》根湯《こんとう》」がよく効きます。

ぞくっとしたら、できるだけ早めに飲むのがコツです。

なお、風邪が流行っている時期には、風邪の予防で紹介した板藍根のお茶とともに飲むとさらに効果的です。

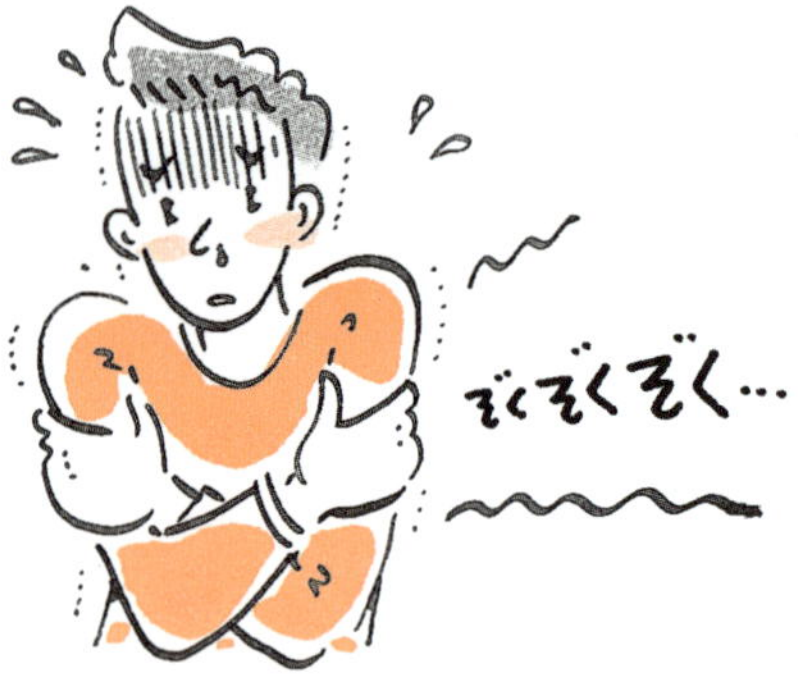

葛根湯（かっこんとう）

葛根（かっこん）、大棗（たいそう）、桂皮（けいひ）などの生薬を配合した処方。

主成分の葛根には、からだを温めて発汗させ、血流をよくするはたらきがあります。また、頭痛、肩こり、筋肉痛などにも。

【赤い風邪】顔が赤く、のどが痛むとき

同じ風邪でも、赤い顔をしてフウフウいっているようなときには、からだの熱を冷ましながら発汗させる方法が有効です。

のどが赤くはれている、鼻水や痰が黄色くねばる、あつがる、発熱、といった症状が目安になります。この場合、「*銀翹散《ぎんぎょうさん》」という中成薬がよく使われます。

インフルエンザなどに、私がもっとも効果を実感しているのは、この銀翹散に羚羊角《れいようかく》を加えて、抗炎症作用をさらに高めた「天津感冒片《てんしんかんぼうへん》」という薬を、4時間おきくらいに飲むという方法です。汗がじわっと出て、症状が緩和したら、回数を減らすようにします。

なお、先に紹介した板藍茶を合わせると、さらに効果的です。

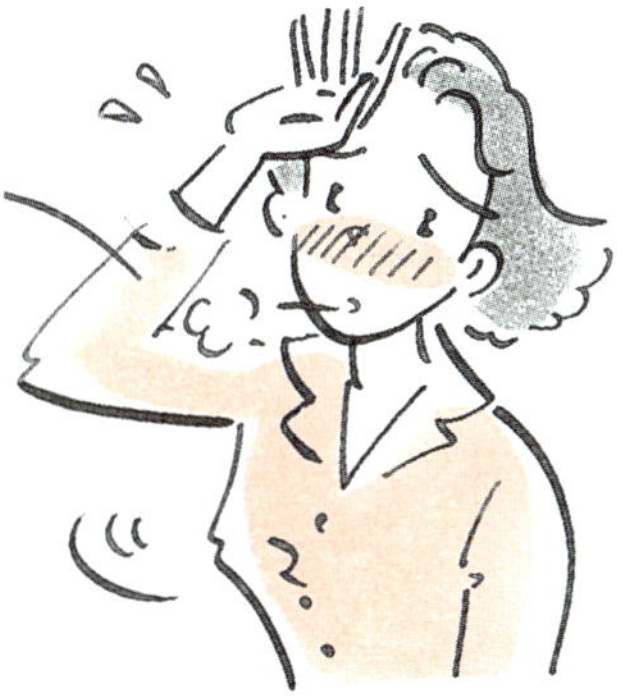

【黄色い風邪】下痢や嘔吐をともなうとき

梅雨時や夏場にひきやすいのが、下痢や嘔吐《おうと》、食欲不振をともなう胃腸型の風邪です。

このタイプの風邪には、体内のよぶんな水分をとりのぞきながら胃腸の機能を高め、軽い発汗作用で風邪のウイルスを外に追い出す「*藿香正気散《かっこうしょうきさん》」という薬がよく合います。

銀翹散（ぎんぎょうさん）

連翹（れんぎょう）、金銀花（きんぎんか）、桔梗（ききょう）などの生薬を配合した処方。

主成分の連翹、金銀花は熱を冷ます作用が強く、炎症をしずめるのに効果的。

日本では「天津感冒片（てんしんかんぼうへん）」という名前で市販されています。

藿香正気散（かっこうしょうきさん）

体内の湿気をとりのぞく代表的な薬。

胃腸のはたらきを強くする作用があり、ふだんから胃腸の弱い人や、風邪による食欲不振、腹痛、吐き気、下痢などにも用いられます。

日本では「勝湿顆粒」（しょうしつかりゅう）という名前で売られています。

食欲がないときは、「晶三仙《しょうさんせん》」を併用するといいでしょう。

なお、下痢や嘔吐があまりにもはげしい場合は、風邪とは違う病気の可能性もあります。

念のために病院で診察を受けるようにしてください。

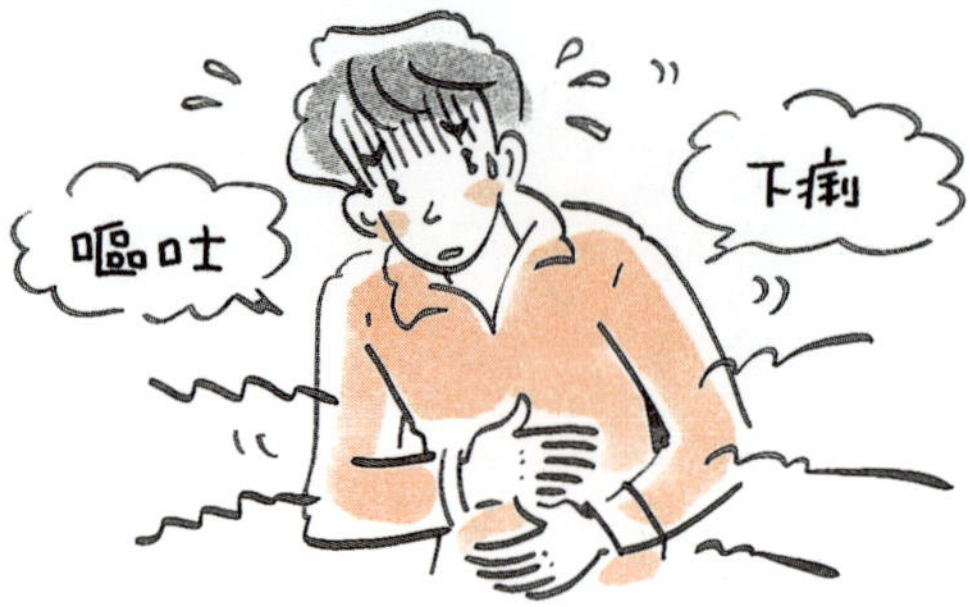

かかりつけの薬局をもとう

ここで紹介した風邪の予防法やホームケアの方法は、小さな子どもからお年寄りまで、幅広く使えるものばかりです。

ただし、風邪のタイプの見きわめは案外むずかしいので、できればかかりつけの薬局をみつけておき、いざというときに相談できるようにしておくとよいでしょう。

なお、中医学《ちゅういがく》の治療というと、「受けてみたいけれど、どこにかかればいいか分からない」という人も多いはずです。

また、明確な資格制度がない日本では、中医学の専門家とひとくちにいっても、その腕にはかなりの差があることもたしか。

いい中医師に出会うためには、治療を受ける側にも、それなりの知識が必要といえるでしょう。

もし、近所に中医学や漢方の治療をおこなう病院や、漢方薬局といわれる薬局がある場合、まずは一度、自分の症状を相談してみてください。

話をよく聞いたうえで、あなたのからだの状態について、分かりやすく説明し、投薬以外にも、生活上のアドバイスなどもしてくれるようなら、まず安心です。

逆に、たいして話も聞かず、すぐに高価な薬をすすめるようなところは、避けたほうがいいでしょう。

最後になりましたが、家庭にぜひ常備しておきたい中成薬を次頁で表にまとめておきますので、参考にしてください。

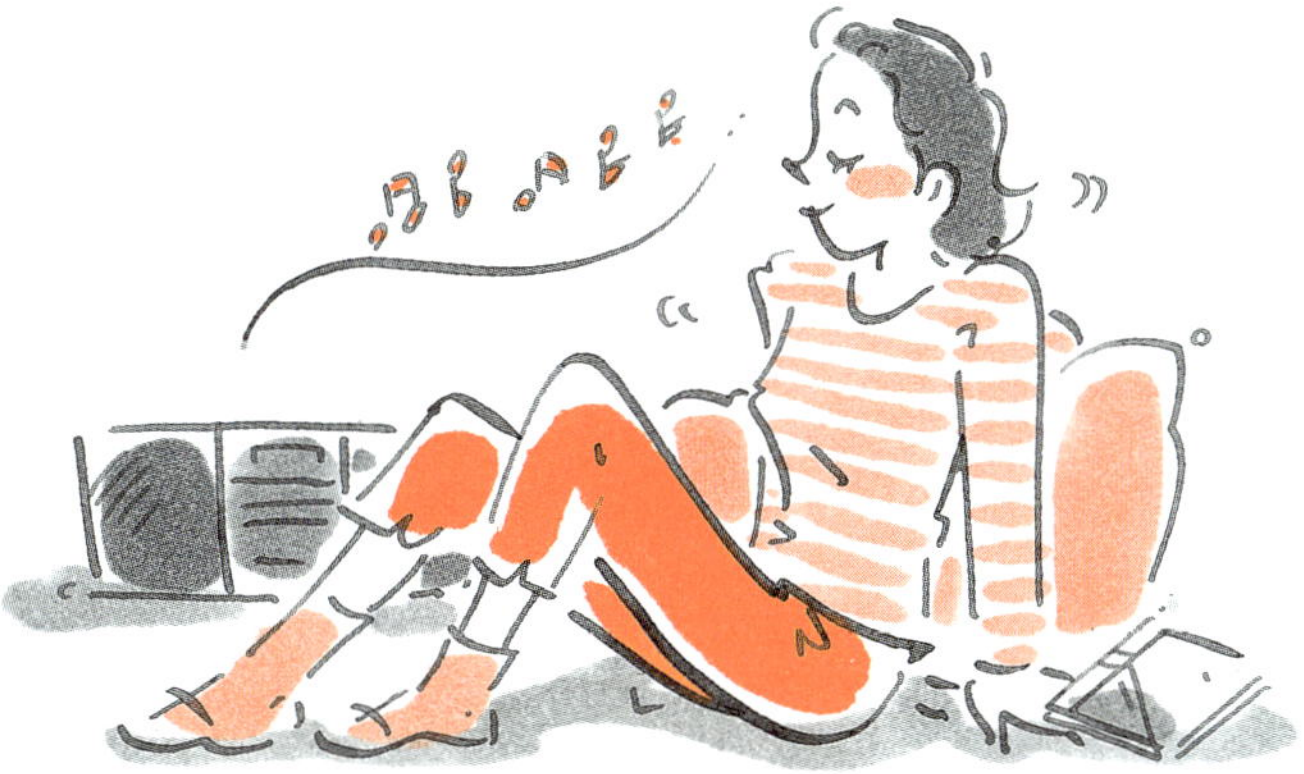

家庭に常備したい中成薬

風邪	
●青い風邪	
葛根湯（かっこんとう）	ぞくぞくと寒気がしたときに
●赤い風邪	
天津感冒片（てんしんかんぼうへん）	のどが痛み、高熱が出たときに
●黄色い風邪	
勝湿顆粒（しょうしつかりゅう）	下痢や嘔吐をともなう風邪のときに
●風邪の予防に	
板藍根（ばんらんこん）	風邪、インフルエンザ、肝炎などのウィルス性疾患の予防・治療に
生活習慣病の予防	
冠元顆粒（かんげんかりゅう）	血の流れをよくする作用にすぐれ、脳疾患や心臓疾患のほか、肩こり、頭痛、関節痛などに
麦味参顆粒（ばくみさんかりゅう）	体力を回復し、元気をつける。夏バテ予防やスポーツ愛好者に
五行草（ごぎょうそう）	がんこな咳、気管支炎、膀胱炎に。ニキビや皮膚のかゆみ（じくじくとしたもの）には、ぬるま湯に溶かしてクリームや化粧品に混ぜて塗ると効果的
痛みやケガ	
田七人参（でんしちにんじん）	鎮痛、止血に。頭痛、月経痛、関節痛の緩和に効果的。打撲傷や鼻出血があったときは多めに服用するとよい
胃腸のトラブル	
晶三仙（しょうさんせん）	食べすぎ、消化不良、食欲低下に。赤ちゃんからお年寄りまで気軽に使える
星火温胆湯（せいかうんたんとう）	飲みすぎ、二日酔いに。胃の不快感や吐き気をしずめ、酒毒をとりのぞく作用がある
ストレス	
シベリア人参	ストレス過多のときや、不眠、イライラなどの症状に

Part
6

もっと生活に工夫と知恵を
～著者対談

劉《りゅう》 伶《れい》
劉《りゅう》 暁非《ぎょうひ》

- 日本人は冷たいものが大好きな民族
- 日本の「学級閉鎖」にびっくり
- からだを冷やさないように心がけてほしい
- 入浴はとてもよい習慣

著者対談

劉 伶
劉 暁非

日本人は冷たいものが大好きな民族

劉 伶：私が来日したのは、今から11年前の夏の真っ盛り。とにかく暑いのに驚きましたね。連日30度を軽く越す猛暑で、夜になっても下がりません。まるで蒸し風呂のようだと思ったのを覚えています。

劉 暁非：同感ですね。私も日本の夏の暑さには参りました。ムカムカしてだるくなるし、食欲はなくなるし…。日本は暑さに加えて湿度が高いから、体内によぶんな熱や水分がたまりやすくなるんですね。中医学でいう暑湿の症状が出やすい気候だと思います。

劉 伶：この気候のせいでしょうか、日本人は冷たい食べものが本当に好きですね。なんでも冷蔵庫で冷やしてしまいます。

劉 暁非：ええ、そうですね。のどが渇いたらすぐに自動販売機で冷たいものを買うことができる、という環境も問題ですよね。

劉 伶：そうですね。特に、夏になると、自動販売機は冷たいものしか買えなくなってしまうでしょう？　あれはよくないと思います。

劉 暁非：冷たいものを飲みすぎたり、食べすぎたりすると、脾胃《ひい》が傷ついて消化機能が衰えてしまいます。日本に胃腸の弱い人が多いのは、冷たいものの食べすぎによるものかもしれないと思うのですが。

劉 伶：そうかもしれません。それから、サラダや刺し身など、生ものの食べすぎも気になります。中国では、生ものはおなかに負担がかかることをだれもが知っていますから、たいていのものは火を通してから食べますよね。冷ややっこも、お豆腐を一度お湯にくぐらせてから、温かいタレをかけて食べるというふうに。

劉 暁非：生野菜も、ときどきは食べますけど、冷蔵庫でわざわざ冷やすことはしませんし。そもそも、トマトやキュウリなどの夏野菜には、からだの熱を冷ましてくれる作用があるから、冷たくして食べる必要はどこにもないんですよね。

劉　伶：それから、日本でよく食べられているお惣菜で、ポテトサラダというのがありますけど、あれはあまりよくない食べ方だと思うんです。ジャガイモのようにデンプン質を多く含むものは、冷やすととても消化の悪い食べ物になってしまいますから。

劉　曉非：確かに。イモ類は、温かいうちに食べるべきですね。

日本の「学級閉鎖」にびっくり

劉　曉非：日本のスーパーは品揃えがとても豊富だけれど、夏でも冬でも買える野菜の種類が変わらないから、あまり季節感が感じられませんね。

劉　伶：どの野菜も形が整っていて、とてもきれいな色つやをしているけど、食べると、なぜかおいしくない。野菜特有の味があまりしないんですよ。どこか不自然な気がします。

劉　曉非：不自然といえば、インスタント食品や加工品の種類が多いのにも驚きます。ああいうものは、脂肪分や糖分が多く含まれているから、おなかを満たすには手軽でいいのでしょうけど、育ち盛りの子どもに与えるのはどうかと思いますね。インスタント食品やスナック菓子でおなかを膨らませて、肝心の食事はあまり食べないという子も多いようですし。そういう食生活を続けていると、からだに必要な栄養をとることができなくなり、栄養失調を引き起こすことにもなりかねません。

劉　伶：それから、三度の食事にしても、あぶらっこいものが多すぎる気がします。子どもたちが好きなのは、鶏のから揚げ、フライドポテト、てんぷら、フライ、カレーなど、あぶらっこいものばかりでしょう。

欧米から入ってきた食文化によって、日本の伝統的な家庭料理が消えつつあるのは、とても残念です。

劉　暁非：中国でも、家庭では今の日本ほど油は使いませんよね。日本人が中国に旅行をすると、レストランで豪華なおもてなし料理ばかり食べるから、中華料理といえばあぶらっこいというイメージがあるようですが、これは誤解です。

劉　伶：アメリカ在中の日系人を例にすると、食生活がからだにどのような影響を与えるのかよく分かります。日系三世の人たちは、糖尿病などの生活習慣病の発症率が、アメリカ人よりも高いという調査報告があります。日系一世の人たちで生活習慣病になる人はほとんどいません。それに対して、日系二世の人たちの発症率は半分くらい。なぜこのような結果になったのかというと、日系一世の人たちは伝統的な和食を中心とした食生活を送っているのに対して、二世の人たちは和食とアメリカ的な食事を半々くらい。三世の人たちになるとアメリカ人とほぼ同じ食生活を送っているんですね。

劉　暁非：民族の体質が変わっていないのに食生活だけを変えてしまっているわけですね。

劉　伶：その通りです。ただ、誤解してほしくないのは、欧米文化をとりいれることが間違っている、というわけではないということ。現代栄養学を伝統的な食事にとりいれることはやはり必要なことだと思います。たとえば、目の発育に必要なビタミンAは、発育過程の子どもに積極的に食べさせたい栄養素のひとつです。中国では、うちの子が通っていた幼稚園でも、ビタミンAを豊富に含むレバーが週に2~3回のペースで給食に出ていました。

劉　暁非：そういえば、日本では給食にレバーが出ることはほとんどありませんね。

劉　暁非：中国では家庭にも薬膳が浸透しているから、食事で病気を予防するという考え方が一般的です。そこに現代栄養学もとりいれて、バランスのよい食事を心がけていますよね。でも、日本では病気になってから対処することがほとんどでしょう？　ちょっとした生活の知恵で防げる病気はたくさんあるのに。

劉　伶：そうですね。たとえば、インフルエンザが流行《はや》ると、学校は学級閉鎖になってしまう。中国では学級閉鎖なんて聞いたことがありません。インフルエンザが流行る時期には、抗ウイルス作用のある板藍茶《ばんらんちゃ》を、学校でも家でも飲ませるから、それほど流行が広がらないんですよね。

劉　暁非：それから、鍋に酢を沸かして部屋中に蒸気を充満させるという昔ながらの対策も、どこの家庭でもやっていますよね。ウイルスは酸に弱いから、それだけでも十分に予防の効果がある。このような知恵を日本の家庭や学校でもぜひとりいれてほしいですね。

からだを冷やさないように心がけてほしい

劉　暁非：服装も予防策のひとつですよね。でも日本の若い女性は暖かいとか寒いとか気候に合わせて服装を選んでいるとは思えませんね。

劉　伶：季節感とか流行にこだわりすぎているのでしょう。まだ風が冷たくても、春先だともう薄着や半袖で歩いているし、女子高生にいたっては、冬でもミニスカートでタイツもはいていない。足が冷えて真っ赤になっているのをよく見かけます。下半身を冷やすと、生理痛や生理不順を引き起こしてしまいますから注意してほしいですね。

劉　暁非：夏の冷房にも問題がありますね。日本はどこにいっても冷房が効いているから、薄着でいるとからだが冷えてしまいます。夏に冷え性になる女性が増えているのは、そのせいですね。

劉　伶：日本人は食べものもからだも冷やすのが好きなのかしら（笑）？　日本人の体温は中国人と比べて0・4℃くらい低いんですよ。これは、食生活やふだんの服装、そして、冷房がかなり影響していると思いますね。

劉　暁非：そうですね。冷房のかけすぎは、単に冷えるだけでなく、気血《きけつ》の流れを悪くして、肩こりの原因にもなります。血圧も高くなるし、動脈硬化が進んでいる人は脳卒中や心筋梗塞などのひき金になってしまいます。

入浴はとてもよい習慣

劉　伶：日本人は、本当にお酒が好きだなと思っていたら、それはストレス解消の手段だったんですね。二次会三次会はあたりまえ。私も最高で五次会までつき合ったことがありますが（笑）、これでは肝臓を傷つけてしまいます。日本の厚生省の調査で、日本人の肝臓ガンや肝硬変の発症率が高いという結果が出ていますから、注意しないといけませんね。

劉　暁非：全般的に、日本人はストレスの解消があまり上手ではないようですね。いろいろなことをがまんして、お酒を飲んでストレスを解消したつもりが、からだを壊して、またストレスがたまる、という悪循環にはまっている人も多いんじゃないでしょうか。私たち中国人は、上司でも目上の方でも関係なしに口論します。ストレスを口から発散しているから、あとには残らない（笑）。

劉　伶：そういえば、日本の電車の中は静かですね。中国の電車の中は、みんなでおしゃべりをしているからとても賑やか。これでストレスを発散させているんですよね。

劉　暁非：日本人の生活に合ったストレス解消法としては、私はお風呂に入るのが一番だと思います。皮膚の表面で受けた刺激は、末梢《まっしょう》神経を通して最終的に脳に到達します。心地よい刺激を皮膚で受けることによって脳の機能を調節して、疲労回復やストレスの発散を促し、リラックスすることができるんですよね。

劉　伶：中医学的にみても、お風呂はいい習慣ですね。ぬるめのお湯にゆっくり浸かることで、からだも温まりますし、気血のめぐりがよくなって、ストレスのコントロールタワーである「肝」を調節することができますから。

劉 暁非：日本での皮膚ガンの発病率が低いのも、入浴と関連性があるといわれているんだそうですね。世界の中でも、毎日お風呂に浸かる習慣があるのは、日本だけじゃないかしら。このぜいたくな習慣を、ぜひ大切にしてほしいですね。

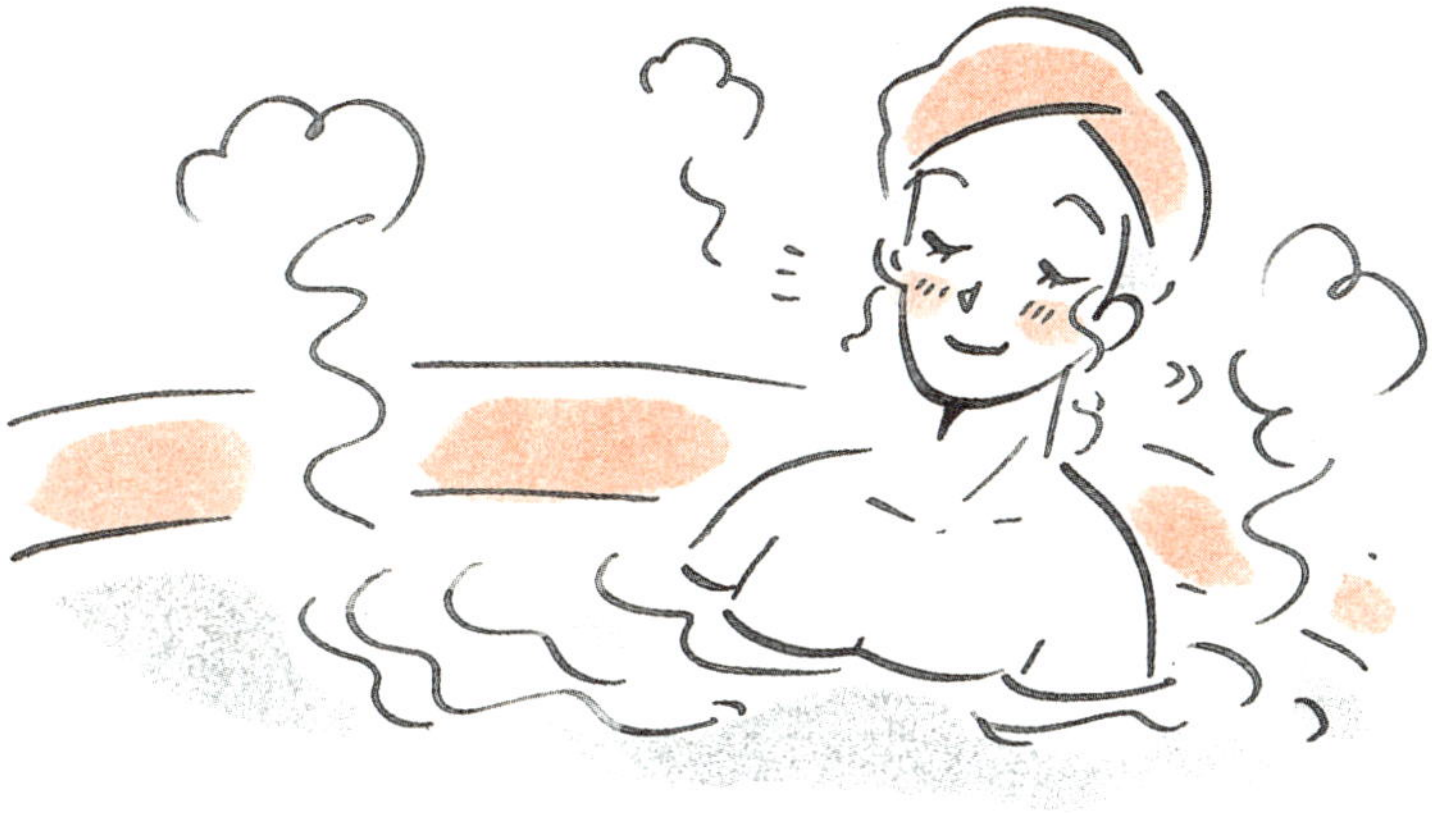

〈プロフィール〉

【監修】

川瀬　清（かわせ　きよし）

1925年10月　東京、赤坂生まれ

1945年9月　東京薬学専門学校卒業

1947年3月　東京帝国大学医学部薬学科専科(生薬学)修了

1951年4月　東京薬科大学助手

1962年4月　東京薬科大学助教授

1975年4月　東京薬科大学教授

1991年3月　東京薬科大学名誉教授

日本薬史学会常任理事、社会薬学研究会常任幹事、日本中医薬研究会顧問

主な編・著書

「くらしとくすり」(1976年、汐文社)、「日本薬学会百年史」(1982年、日本薬学会)、「薬学概論」(1983年、1994年、1998年、南江堂)「中薬大事典」(1985年、翻訳・監修、小学館)など多数

【著者】

劉　伶（りゅう れい）

1982年　遼寧中医学院中医学科卒業

1982～86年　同学院講師、同医院外来勤務

1988年　同学院大学院修士学位取得

1990年8月　岡山大学医学部第一内科に留学

1993年12月　同大学にて医学博士号取得

2000年4月より　遼寧中医学院客員教授

現在日本中医薬研究会専任講師として、中医学の普及活動に従事。

劉　暁非（りゅう ぎょうひ）

1982年　遼寧中医学院中医学科卒業

1983～85年　同学院大学院中医学科修士課程修了、中薬薬理学専攻

1985～88年　同学院中医学科医師、講師として臨床、研究、教育に従事

1988～89年　中国衛生部派遣笹川医学奨学生として来日

1991～95年　東海大学医学部にて神経内科疾患、脳内物質の研究に従事、医学博士号取得

2000年4月より　遼寧中医学院客員教授

現在日本中医薬研究会専任講師として、中医学の普及活動に従事。

［お問い合わせ］
本書の内容と中成薬（中国漢方の薬）について、もっと詳しくお知りになりたい方は、こちらまでお問い合わせください。

日本中医薬研究会事務局
東京都中央区日本橋2－9－4　大東ビル4F（〒103－0027）
電話　03－3273－8891
ホームページアドレス　http://www.chuiyaku.or.jp/

やさしい中医学シリーズ1　ライフスタイルブック

2001年9月7日　　初版第1刷発行
2002年10月28日　初版第2刷発行

監　修　川瀬　清
著　者　劉　暁非／劉　伶
発行者　瓜谷 綱延
発行所　株式会社 文芸社
〒160-0022　東京都新宿区新宿1-10-1
電話　03-5369-3060（編集）
03-5369-2299（販売）
振替　00190-8-728265
印刷所　図書印刷株式会社

ISBN4-8355-1726-1 C0047